こころに効く精神栄養学

Nutrition for Mental Health

女子栄養大学出版部

はじめに

精神栄養学とは、心の病気や脳の働きに関連する栄養学的要因や食生活習慣などについて明らかにする新しい学問領域である。この十数年の間に急速に研究が進み、心の病気と関係する種々の栄養学的異常や偏った食生活習慣が明らかになり、診断や治療に有用な研究成果も蓄積されてきた。

しかし、筆者は精神科医になって30年になるが、これまでの間、心の病気の治療の主流は薬物療法と精神療法（心理療法）であって、栄養学的側面は重要視されてこなかった。筆者が精神医学の研修を始めた頃、患者さんの症状に加えて、性格やそのもとになった養育体験、ストレスになり易い環境（職場や家庭）などについて詳細に聞くことは必須であったが、食生活や栄養学的な偏りがあるかについて詳しく調べることはなかった。食欲の低下や亢進があるかどうかを聞いたくらいである。

これは、現在の精神医療においても大きく変わっていない。

その一方で、20世紀までに国民の3大死因となっているがん、心筋梗塞、脳卒中などの病気において食生活や運動、喫煙などの生活習慣が発症リスクと関わることが明らかになり、「生活習慣病」という言葉が根付いた。そうして、心筋梗塞や脳卒中のリスクを高める高血圧や糖尿病などの治療においては、食生活や運動の指導を行なうことが、治療の基本となることが常識となった。

少し遅れて21世紀になる頃から、心の病気と食生活や運動などの生活習慣との関連についての研究も盛んになり始めた。特に、うつ病や認知症においての研究成果が急激に増え、食事の問題が発症のリスク因子としてたいせつであることは今や疑いようのない事実である。これらの病気は、生活習慣病の一つであるという考え方も成立しつつある。

しかし、筆者が知る限り、科学的知見に裏付けられた精神栄養学に関する解説書は、わが国にはほとんどない。

本書を通じて述べるように、文明化された現代の食生活では、栄養バランスが偏りがちであり、それは身体疾患だけでなく心の病気のリスクを高める（脳も体の一つなのであるから）。また、治療経過も左右する。従って、心の病気になった患者さん、その援助をしてあげたいと思っているご家族にとって、精神栄養学的知識は大いに役立つ。また、心の病気を持つ患者さんに接する栄養士、職場のメンタルヘルスに寄与したいと考えている職員食堂の栄養士の先生にも精神栄養学は参考になるだろう。もちろん、これまで病気に無縁であるが、活力ある生活を続けたいと願う人にとっても本書は役立つだろう。

２０２０年の年頭から始まった新型コロナウイルスの影響は、人と人との交流や経済活動を大きく妨げる異常事態を引き起こし、それによるうつ病や自殺の増加も予想されている。このような災禍にあって、食生活をととのえることの意義はますます高まるであろう。

本書は、科学的エビデンス（研究成果に基づく証拠）に基づいて書くことを第一に心がけたが、かた苦しい論文調の文体はできるだけ避け、筆者の日常のエピソードなどを交えてエッセイ風にまとめてある。気楽に読み進んでいただければ幸いである。

本書を読んでいただければ、うつ病をはじめとして心の病気における食生活習慣のたいせつさ、現代生活の栄養学的問題などのポイントについて、よくわかっていただけるだろう。さらに、うつ病などの心の病気に対する考え方や対処法も自然と身につけることができ、活力に満ちた生活を送っていただけるようになるだろう。

本書は栄養と心の病気との関連を中心に述べたが、具体的なレシピや料理のくふうについては詳しく述べていない。それについては、国立精神・神経医療研究センター栄養管理室の今泉博文先生と共著で書いた『うつ病の毎日ごはん』（女子栄養大学出版部刊）を参照していただければ幸いである。

目次

2章 うつをやわらげる栄養とは？

3章　こころの病とともに生きる

1章

こころの健康と食生活・運動

「うつ病」ってなに？
——主な症状と診断——

本書は、精神栄養学の入門的な書であるが、主にうつ病における精神栄養学を念頭において書いた。そこで、うつ病という病気について、その概要をまず説明しておこう。

憂うつな気分が2週間以上続いたら要注意

うつ病は、憂うつな気分が毎日続き、ものごとへの興味や喜びを感じられなくなる病気である。持続的なストレスを誘因として発症する場合が多く、食欲や睡眠のような人間に備わっている基本的な本能も障害され、「食欲がわかない」「ぐっすり眠れない」といったつらい症状を伴う。性欲も低下することがしばしばある。

うつ病の初期には食欲が低下して体重が減るのが典型的だが、逆に食欲が増して過食に

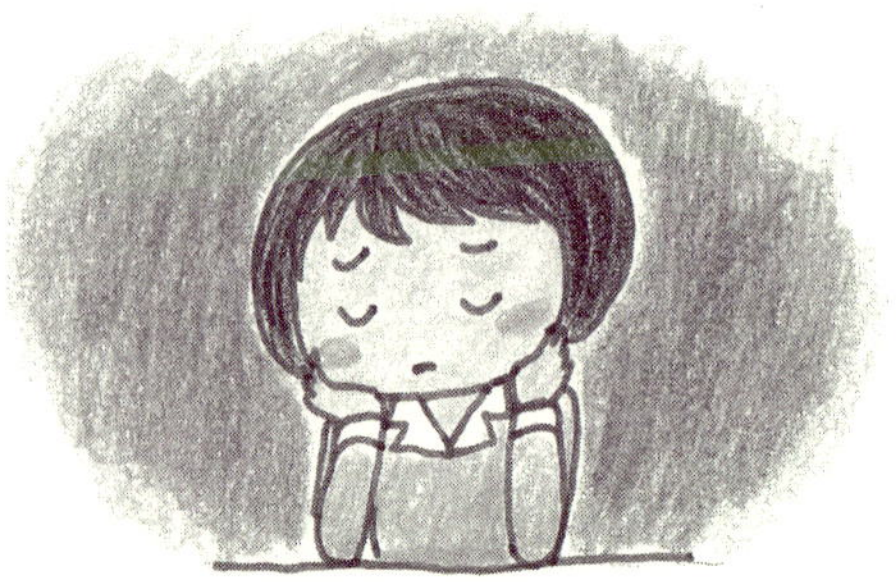

なったり、体重が増えたりするケースもある。

頭や体にブレーキがかかったかのように、思考力や動作が遅くなるのが特徴であるが、不安が強いタイプではずっと落ち着かず、じっとしていられない、という場合もある（特に老人のうつ病では、不安が強く、いてもたってもいられなくなることが多い＝焦燥型うつ病）。気力がわかず、なにをしても疲れやすくなり、新聞や雑誌、テレビを見なくなることもよくある。それまで好きでやっていた趣味もできなくなる。家事や仕事でも集中力や能率が低下し、主婦の方だと料理の献立が思い浮かばなくなる、というのが典型的な訴えの一つだ。

仕事や家事ができなくなり、そのせいで自分を責めるようになる場合も少なくない。「いっそ死にたい」と真剣に訴える患者さんも多く、実際に自殺を遂げてしまうケースもある。しかし、そのように積極的に自殺を考えずとも、「できることならこの世から消えてしまいたい」という思いをもっている患者さんは少なくない。

発症の診断が難しい病気。早めの気づきと受診が肝心

このようにうつ病は、仕事や家事ができなくなるなどの社会的機能が低下するだけでなく、最悪の場合、自殺という悲劇につながる深刻な病気である。

しかしうつ病は、原則として必ず治る病気である。本人や周囲が早めにうつ病のサインをキャッチし、負担になっているストレスを減らし、食事や睡眠などの生活習慣を見直すことがたいせつだ。

ただし、「大うつ病」の診断基準を満たす場合（詳しくは「うつ病危険度チェックリスト」参照）には、早めに専門医にかかり、適切な治療をスタートさせる必要がある。

生きていると、いろいろといやなことにも出くわすだろう。そういうとき、誰でも憂うつになり、沈んだ気分になるのは当然である。しかし、たとえなにかいやなことがあっても、ほかにいいことがあれば、気が紛れたり、持ち直したりするのが健康な状態である。けれども、典型的なうつ病になると、一日中ずっと憂うつな気分になり、なにかいいことがあっても気持ちが晴れなくなってしまう。

うつ病の診断は、現状ではチェックリストにあるような症状を問診によって聴きとるしかない。血液検査や脳の画像で診断できればよいが、そのような客観的な診断法は今のところなく、経験豊富な専門医を受診する必要がある。専門医とは、神経科、精神科、心療内科、メンタルヘルス科などの医師である。科名が似ているが「神経内科」は通常、うつ病の治療は行なっていない。

うつ病危険度チェックリスト

A	1	毎日、一日中、気分が沈んでいる。	□はい	□いいえ
A	2	なにに対しても楽しめなくて、興味がわかない。	□はい	□いいえ
B	3	食欲がない。もしくは体重が減った。	□はい	□いいえ
B	4	寝つけない。夜中や朝方に目が覚めたりする。	□はい	□いいえ
B	5	話し方や動作が遅くなった。もしくは、イライラしたり落ち着きがない。	□はい	□いいえ
B	6	気力がなく、疲れやすい。	□はい	□いいえ
B	7	仕事や家事などに集中できない。	□はい	□いいえ
B	8	「自分には価値がない」とか「○○に対して申し訳ない」と感じる。	□はい	□いいえ
B	9	この世から消えてしまいたいとか死にたいと考える。	□はい	□いいえ

Aのどちらかあるいは両方が当てはまり、AとBを合わせて５項目以上当てはまる、それが２週間以上続いており、本人が強い苦痛を感じていたり、社会的な機能が障害されていたりする場合は「大うつ病」（専門的治療を受けたほうがいい典型的なうつ病）と診断される。

いくつか項目が当てはまる場合は注意が必要だ。症状が少ないうちから、重症化しないように、生活環境や食事を含めた生活習慣を見直そう。

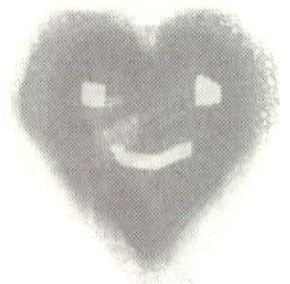

食事で「うつ」は治るのか？
——食生活を見直してみよう——

研究が進んだうつ病と食事・栄養との関係

うつ病がストレスを誘因として発症する病気だということは、よく知られている。そのストレスをコントロールする脳の中枢は視床下部というところにあるが、この脳領域は食欲をコントロールする中枢でもある。それを考えると、「医食同源」という言葉を持ち出すまでもなく、うつ病などの精神疾患において食生活や栄養が大きく関係するのも、納得がいく話だ。

けれども、うつ病などの精神疾患と食事との関係は、これまであまり重要視されてこなかった。病院でも、症状の一つとして食欲の低下や亢進があるかを問診するくらいで、それ以上に踏み込んだ栄養学的アプローチは行なわれていない。これには主に2つの理由がある。

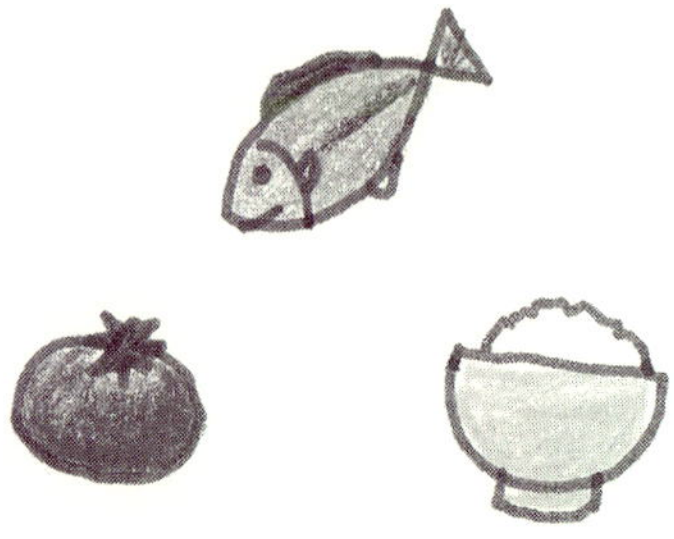

栄養素の不足は、飽食の時代だからこその問題

一つは、「うつ病は心の病気だから、食物などの物質的な問題ではなく、もっと精神的な問題で起きているはずだ」という考え方による。しかし、ヒトは他の生物同様に食物を摂取することによって生命を維持し、活動している。心の働きや脳の活動も、当然食物によって生じているのであるから、食事とうつ病は無関係なはずがない。

もう一つは、「この飽食の時代に栄養が不足することなどあり得ない」という考え方だ。現代の日本では食糧があり余っていて、年間に消費する食糧９１００万トンのうち、約２割を廃棄しているほどだ。

しかし、おいしいものをいくらでも食べられる時代になり、食の西洋化・製品化が進むにつれ、食物繊維やｎ‐３系多価不飽和脂肪酸、ポリフェノール、一部のビタミンやミネラルなど、魚や野菜を中心とした伝統的な食事であれば自然にとれていた栄養素が不足しがちになっている面があることは意外に軽視されている。実際、うつ病の患者さんにはいくつかの栄養素が不足している人が多いこともわかってきた。

また、食物の過剰摂取・エネルギー過剰によるさまざまな生活習慣病も大きな問題である。糖尿病やメタボリック症候群などは、うつ病のリスクを高めることがわかってきた。

研究が進む栄養療法、海外では実践されつつある

ここ十数年で、徐々に精神疾患の栄養学的側面に注目した研究成果が蓄積され、海外では医療の現場でも実践されるようになってきている。うつ病に関する治療ガイドラインでも、薬物療法や精神療法のほかに生活指導の一環として取り入れられてきており、サプリメントによる「補完代替療法」（通常医療を補ったり、またはそのかわりに行なわれる療法のこと。自然医療や民間医療、健康食品などのさまざまな療法を含む）の有用性についても明記されるようになってきている。

今後は、うつ病においても、高血圧や糖尿病といった生活習慣病と同様、食事を改善したり、栄養指導を行なったりすることが、薬物療法などと並んで重要になると考えられる。「食生活の見直し」は、うつ病の治療や予防において一つの重要なカギになるといえるだろう。

ただし、うつ病は手ごわい病気である。食生活を改善しさえすればよいというものではない。ストレスのかからない環境での療養生活、抗うつ薬の服用、認知行動療法など、治療にはこれらについて総合的な取り組みが必要であることを付記しておきたい。

自分の食生活を見直してみよう！

- □　1日3食きちんと食べていますか？
- □　栄養バランスを考えていますか？
- □　自然の素材を生かした食事を心がけていますか？
- □　野菜や魚は足りていますか？

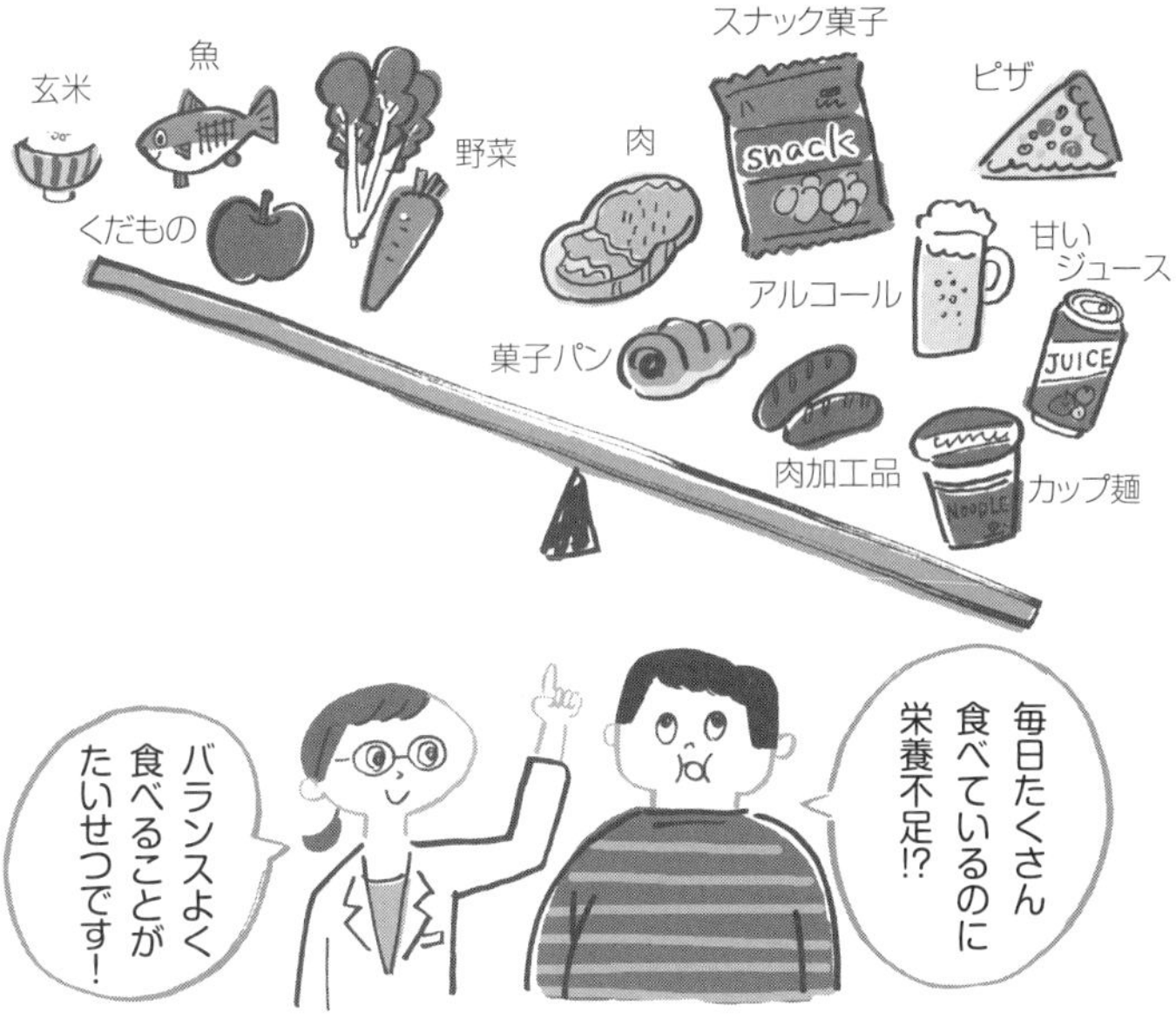

イラスト／伊藤和人

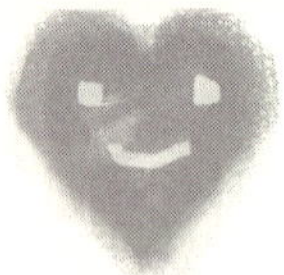

心の病と食生活とのかかわり、エビデンス急増中

君がため春の野にいでて若菜つむ
わが衣手《ころもで》に雪は降りつつ

本書は雑誌連載をもとにしたものであるが、年頭から連載を始めるにあたり、百人一首にも選ばれている光孝《こうこう》天皇（830〜887年）の歌を引用した。

「若菜つみ」は、邪気払いや万病を除く正月の行事として古くから定着していた。正月七日には七草粥《ななくさがゆ》を食する習慣として現代に引き継がれているが、実践しておられるご家庭はどれほどあるだろうか？

七草（せり、なずな、ごぎょう、はこべ、ほとけのざ、すずな、すずしろ）には、ビタミン（特にβ-カロテン、ビタミンB_2や葉酸）やミネラル（鉄、カルシウム）、食物繊維が豊富に含

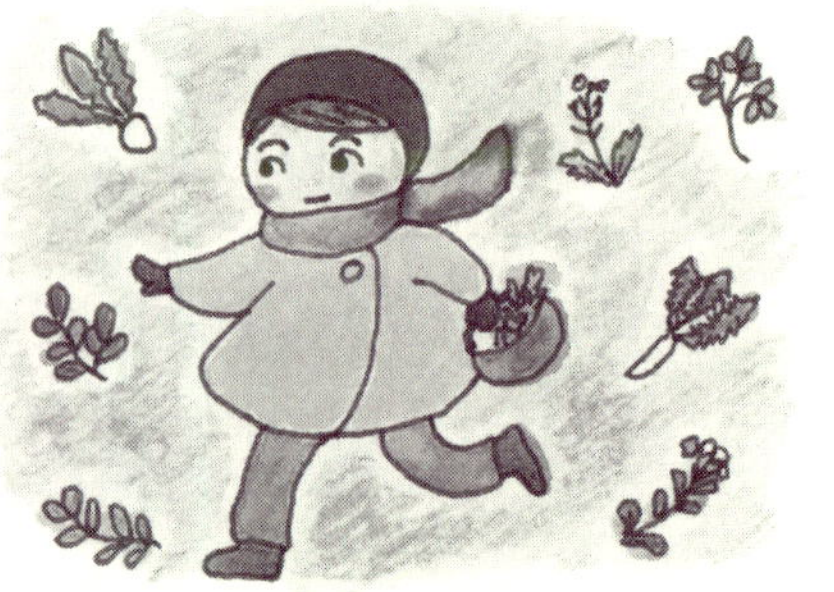

まれている。昔の人にとっては、冬の間に欠乏していた栄養素の補充として、たいせつな役割を果たしていたと考えられる。薬草としても種々の効能があるとされるが、葉酸や鉄は少なくとも一部のうつ状態に関与するため、うつ予防にもよさそうである。健康を意識するなら、このような日本のすばらしい習慣をいつまでもたいせつにしたいものである。

今なぜ、精神栄養学なのか？

精神栄養学は、心の病気――精神疾患の発症において、栄養の不足、過剰、バランス異常の関与について明らかにし、食生活や栄養補充療法による治療法を開発する新しい学問分野である。

前項でも紹介したように、これまで精神疾患の研究は心理社会的側面と脳の化学的アンバランスが中心であり、治療法も、精神療法と薬物療法が主流であった。栄養状態に関するチェックや食事指導、あるいはサプリメントの活用などは精神科臨床でほとんど行なわれてこなかった。

さらに、精神栄養学の研究の必要性を述べても、冷ややかな反応が返ってくることが少なくなかった。

「精神栄養学？　この飽食の時代に栄養不足の人などいないのでは？　それに心の病気は

そんな物質的なものではなく、もっと精神的な問題で起きているハズ……」

いやいや、とんでもない。食生活は心の病気とおおいに関係することを示すエビデンスが急増中である。日本の研究はいまだに少ないが、海外においては、精神医学の一流学術雑誌に栄養学的研究成果が次々に発表されている。そして、食品成分による動物の情動行動への影響や、ニューロン（神経細胞）にもたらす作用などに関する基礎的研究もあちこちで進められている。

ストレス社会で急増するうつ病患者

現代のストレス社会において、精神疾患、特にうつ病の患者数は急増しており、社会問題化している。

2011年7月から、精神疾患は、がん、糖尿病、脳卒中、心臓病とともに国民の「五大疾病」の一つに位置づけられた。実際、精神疾患の患者数は323万人であり（08年）、五大疾病のなかで最も患者数が多く、第2位の糖尿病（237万人）や第3位のがん患者（152万人）よりはるかに多い。なかでもうつ病患者の数が多く（104万人）、この9年間で2・4倍になったという。

うつ病は年間およそ3万人を数える自殺の主要原因であるし（自殺は日本の死亡原因の

うつ病と栄養学的問題との関連

糖尿病、メタボリック症候群はうつ病のリスクとなり、うつ病になるとこれらの病気の発症リスクが高まる。

欧米諸国では、地中海式食事に比べて西欧式食事をとっている人のほうがうつになりやすい。

アミノ酸では、トリプトファンの摂取不足がうつ状態を誘起する可能性が指摘されている。活性型メチオニンには抗うつ作用がある。

多価不飽和脂肪酸、特にn-3系脂肪酸（DHAやEPA）が不足するとうつになりやすい。n-6系の必須脂肪酸アラキドン酸の不足も、うつ症状と関連する可能性が指摘されている。

ビタミンでは、ビタミンB_6、B_{12}や葉酸の不足との関連。

ミネラルでは、鉄や亜鉛などの微量元素の不足がうつ病のリスクを高める、あるいはうつ状態を引き起こす。

腸内細菌叢の悪化による免疫学的変化がうつ状態を引き起こす可能性。

嗜好品では、たとえば緑茶やコーヒーをよく飲む人はうつ症状を呈しにくいという報告が増えている。

種々の植物抽出成分が、抗うつ効果を持つものとして報告されている。セントジョーンズワートのようなハーブは有名だが、ほかに朝鮮人参、イチョウ葉エキスなど、抗うつ作用を持つ可能性が指摘されているものは数多い。

第7位である）、「生活に障害を受ける年数（years lived with disability, YLD）」という指標で見ると、先進国では全疾患の中で第1位である。うつ病は、もう他人事ではすまされない。

そのうつ病は、さまざまな栄養学的問題との関連が指摘されている（前ページ表）。ただし、いずれも海外の研究成果によるものが中心で、日本でのエビデンスは不充分なものが多い。

日本には独自の食文化があり、外国のデータがそのまま日本に当てはまるとは限らない。たとえば、日本は通常の欧米諸国と比べて魚の消費量は2〜3倍で、動物性たんぱくや乳製品の摂取量が相対的に少ない。わが国の食文化に合った指針が必要となる。

うつ病などの心の病が蔓延する現代のストレス社会にあっても、good enoughな（ほどよい）栄養をとり、睡眠や運動などの生活習慣にソコソコ気をつけていれば、精神疾患はかなり予防できるのではないか、と私は思う。つごうのよいことに、精神疾患の予防になる食生活はそのまま身体の病気の予防にもなる。

ただし、栄養や食生活に関しては、いくら知識があっても、それが家庭という場で習慣となり、〝体で覚える〟ところまでいかなければ、意味をなさない。本書では、〝メンタルヘルス・コンシャス〟になるための精神栄養学についてわかりやすくとり上げ、それが習慣として身に着くようなくふうができればと思っている。

おなかの脂肪を減らす
ダイエットはうつ病にも効果的

肥満とうつ

おなかの脂肪を減らすダイエットがうまくいくと、体のみならず心の健康にもとてもよい。うつ病や認知症のリスクが低下することは、まちがいなさそうだ。

うつ病は典型的な場合、食欲が低下するので、やせている人に多いのでは？　と予想する読者もおられるだろう。しかし意外にも、うつ病は、肥満、メタボリック症候群、糖尿病など、エネルギーの過剰摂取が主因となって引き起こされる病態と双方向性の関連がある。

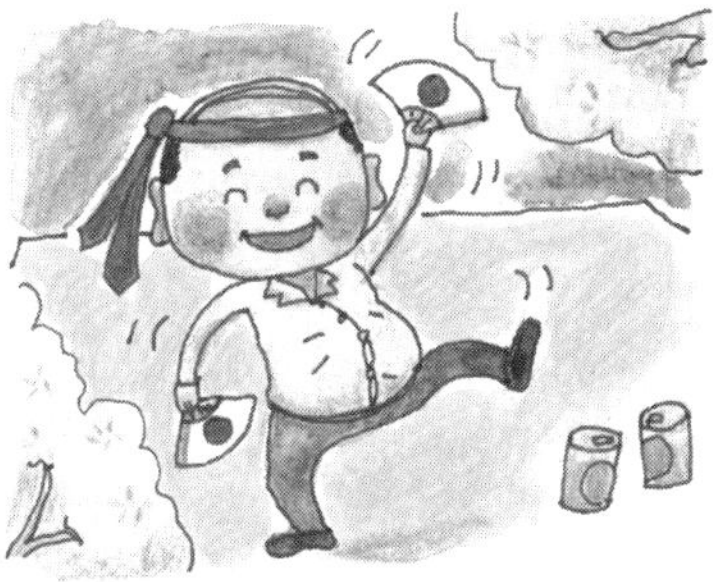

過去の文献を統合的に解析（メタアナリシス）すると、肥満はうつ病リスクを1・5倍に高め、うつ病は肥満のリスクを1・5倍に高める。[1]つまり、双方向性の関係がある。メタボリック症候群も、同様にうつ病のリスクを1・5倍に高め、うつ病はメタボリック症候

群のリスクを1・5倍に高める。[2]

糖尿病とうつ病についても、同様に双方向性の関連がある。糖尿病患者にうつ病の併発が多い要因としては、心理的要因（糖尿病を発症したことによる精神的負担）による可能性もあるが、両者には共通の身体的要因がある可能性がある。

肥満、メタボリック症候群、糖尿病などは、心筋梗塞などの循環器疾患や脳卒中などの生活習慣病のリスクを高める。そうして、心筋梗塞や脳卒中はうつ病のリスクを高め、また、うつ病はこれらの生活習慣病のリスクを高める。つまり、肥満、メタボリック症候群、糖尿病やうつ病を含めた生活習慣病は、いわば〝ダンゴ状態〟にある。

おなかの脂肪とうつ

では、おなかの脂肪（内臓脂肪）がどのようにしてうつ病を引き起こすのか？

エネルギーの過剰摂取で、おなかの脂肪細胞がパンパンにふくれてしまうと、脂肪細胞は悲鳴をあげて炎症性サイトカイン（インターロイキン6や腫瘍壊死《えし》因子αなど）というホルモンのような物質を放出する。これが、慢性的な軽度の炎症を引き起こすと考えられている。感染症のような炎症にかかると、気分が憂うつとなり、頭や体の働きが鈍ってくるのは、読者もよく経験するところであろう。

炎症性サイトカインは、必須アミノ酸の一つトリプトファンをキヌレニンという物質に代謝する経路を活性化する。特に、脳内のミクログリアという細胞は、炎症性サイトカインが増えると、キヌレニンからキノリン酸という物質の産生を促し、これは脳を傷害する作用があるといわれている。また、トリプトファンが減少すると、セロトニンやメラトニンといった気分の安定や睡眠に欠かせない物質の産生が減ってしまうと考えられる。

インスリンは、血液から糖を組織に取り込み、血糖を下げる作用があるが、脳では神経保護作用や神経栄養作用を持つことが知られるようになり、糖尿病の人にみられるインスリン抵抗性が脳機能に影響を与えることも明らかになってきた。事実、耐糖能異常やメタボリック症候群を持つ人たちは、大脳皮質や海馬の体積が小さいことを見いだした脳画像研究もある。(3) このような脳への影響がうつ病の発症に関与するのではないかと考えられる。

そうして、肥満、メタボリック症候群、糖尿病の治療がうまくいくと、うつ病症状をも改善することが指摘されている。

ドーパミンの魔力

おなかをひっこめることが、心の健康にもよいことはわかった。しかし、問題はどう実践するかである。ダイエットを成功させるためには強い意志と節制が必要な気がする……。

筆者自身、ややメタボぎみであることもあり、カロリー制限をしようと、日々、決意を新たにしている。しかし、なかなか成功しない。

おそらく、自分の脳ではコントロールできないもう一つの脳があって、ついカロリーをとってしまうのであろう。というのも、食べる前と食べ始めてから後では、脳の状態が変化するらしい。

類似の例として、アルコール依存症の人の場合、「1杯ぐらいならいいだろう」と少量の飲酒で終わらせる決意をして飲み始める。しかし、少しお酒を飲むと脳が変化して、1杯でやめることができず、結局、泥酔状態で寝込むまで飲んでしまう。翌日も同じことのくり返しだ。これが長期間続くと、肝硬変になったり、アルコール性認知症になったりする。それでもアルコールはなかなかやめられない。

アルコールを飲み始めると、脳の報酬系と呼ばれる快感中枢が刺激される。すると、その快感中枢を刺激する行動をさらに促進するように脳が命令をする。だから、いったんお酒を飲み始めると、報酬系の命令に従って、最終的にお酒で意識を失って飲むこともできなくなるまで飲んでしまう。

同様のことが、食べ物でも多少なりとも起きている。食事を始めると、少なめにしておこうと思っていても、おいしい料理はついつい食べすぎてしまう。この報酬系という脳の機構には、ドーパミンと呼ばれる物質が関与しており、快感中枢を刺激する。ドーパミンは、人類の喜びの源泉である一方、その魔力も絶大であって、ハマってしまうと、いばらの道を歩むことを余儀なくされる。

ただし、伝統的な和食をとると、「だし」がグルタミン酸シグナルを用いる効用によって、ドーパミンを介さずに満足感を得ることができ、食べすぎになりにくいことが指摘されている。これはハマらずに賢く食べる方法の一つだろう（123〜127ページ参照）。

ドーパミンとどうつき合うか。これは、人類の最大のテーマの一つだ。

糖尿病とうつ病による負のスパイラル

糖尿病とうつ病の合併症、日本の患者第1号は!?

この世をばわが世とぞ思ふ望月の
欠けたることもなしと思へば

藤原道長《ふじわらのみちなが》の有名なこの歌は、三女威子《いし》を後一条天皇の中宮とし、権力の絶頂にあった寛仁2（1018）年10月に詠まれた。

「欠けているものはなにもない」とうたった道長であるが、その少し前から、当時「飲水病」と呼ばれていた糖尿病にかかり、健康な体を失いつつあった。すでに長和5（1016）年5月には、「若被飲水歟　紅顔減無気力」（盛んに水を飲み、血色もなく無気力）と、藤原

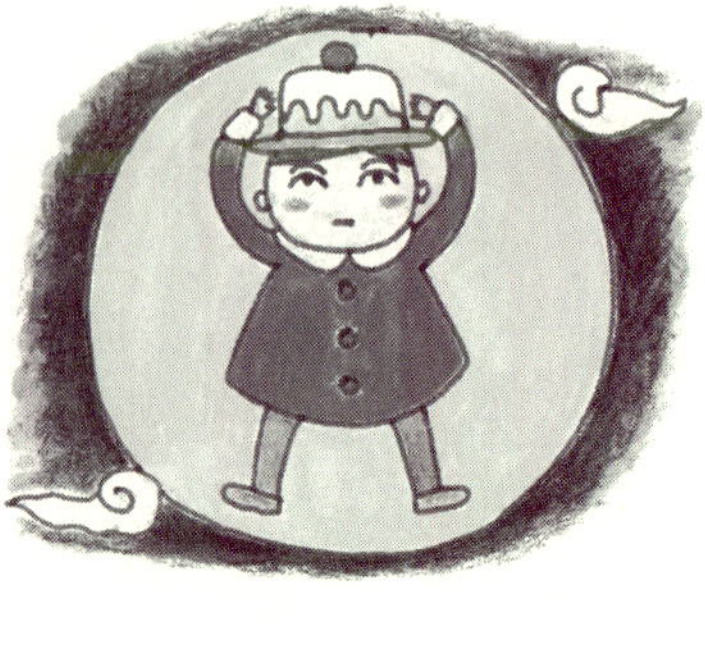

実資《さねすけ》の『小右記《しょうゆうき》』にある。

さらに、寛仁2（1018）年には4月〜6月までに30回もの「心神不覚」を来《きた》す「胸病」の発作に襲われた。この発作は、かつて心臓神経症、現在ではパニック障害と呼ばれる病態に該当すると考えられている。[1] 無気力症状もあったことから、うつ病も併存していた可能性が高い。

寛仁3（1019）年3月には出家し、法成寺《ほうじょうじ》という壮大な寺を建て、念仏にいそしむようになった。万寿4（1027）年12月、九品仏《くほんぶつ》（九体の阿弥陀如来像）の指と自分の指とを紐《ひも》で結び、大勢の僧侶が読経する中、62年の生涯を閉じた。道長は日本の歴史に残る最初の糖尿病患者として知られているが、糖尿病とうつ病の合併例の第1号でもあったのではないか。

急増するうつ病と糖尿病

厚生労働省の患者調査によれば、うつ病患者数は急増しており、この9年間にナント2.4倍になって100万人の大台を突破した。うつ病になっても治療を受けない人の割合は7割から9割に上るといわれており、実際にうつ病に罹患している人はもっとずっと多いはずである。

また、国民の「五大疾病」のうち、患者数で精神疾患に次いで多いのは糖尿病であり、２０１４年の統計で３１７万人であった。しかし、これも患者調査による数字であって、実際はもっと多い。14年の国民健康・栄養調査によると、糖尿病が強く疑われる人は、20歳以上の男性の15・5％、女性の9・8％という数字が報告されている。

糖尿病は微小血管を障害して網膜症や腎症、神経障害などの合併症を来すうえ、やはり五大疾病に含まれる脳卒中や心臓病のリスクを高める。さらに、精神疾患、特にうつ病や認知症のリスクも高めることがわかってきた。

糖尿病とうつ病の親密な関係

糖尿病とうつ病は親密な関係にある。糖尿病にかかっている人とかかっていない人を比べた20の研究をまとめた文献[2]によれば、糖尿病群は非糖尿病群と比較して、およそ2倍うつ病患者が多かったという。他方、55歳以上の成人４８０３人を経過観察したスペインでの調査[3]によれば、うつ病の診断に合致していた人たちは、そうでない人たちと比較して5年後に糖尿病に罹患した率が1・65倍であったという。ほかにもうつ病が糖尿病のリスクを高める要因となることを示唆した研究はいくつかある。

以上から、糖尿病とうつ病は互いに手に手をとってリスクを高め合うことが示唆されている。日本の調査はいまだに少ないが、東北大学の研究[4]によれば、129人の糖尿病患者のうち、47人（37％）に症候学的な抑うつが認められたという。

糖尿病と診断されていない人の耐糖能異常はうつ病とは関連しないという結果もあることから、少なくとも初期の耐糖能異常の段階ではうつ病の強い要因とはならないと考えられる。しかし、糖尿病の診断がつく程度になると、いろいろな合併症や体の不調が起きるので、それが心理的ストレスとなって「うつ病」発症を促進するのはもっともであろう。

さらに、前述の東北大の糖尿病患者の調査では、生活の質（ＱＯＬ）とはかかわりなくうつ病との関連が見られ、微小血管合併症、特に神経障害と抑うつとの関連が強かったことから、生物学的な要因もうつ病の発症に関与することが示唆される。

糖尿病の人がうつ病を発症すると、糖尿病の経過にも悪影響を与える。血糖コントロールの悪化、合併症や神経症状の数や重症度の増加、循環器疾患のリスクが高まる、さまざまな機能障害が増える、死亡率が高まる、などが報告[5]されている。糖尿病型の代謝異常を持つうつ病患者では、抗うつ薬のほかに糖尿病治療薬を用いることで、うつ病も治りやすくなるという報告も増えている。

うつ病は人間関係などによる慢性的なストレスを誘因として発症することが多いが、うつ病患者の多くはストレスホルモンであるコルチゾールや交感神経系が過剰に活性化している。これらはグルコースのとり込みを低下させ、インスリン抵抗性を来しやすくする。

また、ストレスは食欲を制御する生体分子の機能異常をひき起こしてエネルギーの過剰摂取を招く可能性や、うつ病による活動量の低下が耐糖能を悪化させる可能性も考えられる。生物学的要因がどのように関与するかについては、今後のさらなる研究が必要である。

一般に、うつ病の治療は「休息」と抗うつ薬が治療の中心であるとされる。しかし、この休息の意味するところは「心の休息」がメインであって、身体を休ませることではない。うつ病になっても、ストレスのかからない身体活動や運動はむしろやったほうがいい。特に、糖尿病に併発したうつ病の場合は、身体を休めていると糖尿病が悪化してしまうため、注意が必要だ。

また、うつ病の人は糖尿病やその予備軍である人も多いことから、耐糖能についてきちんと検査することをオススメしたい。そうして、糖尿病性の異常がある場合には、その改善にとり組むことによって、糖尿病だけでなく、うつ病の改善にも役立つ可能性が高い。

幸いどちらにもかかっていない人にとって、適切な栄養管理（適度の運動習慣を含む）は、糖尿病やうつ病による「負のスパイラル」に入り込まないために重要であり、「人生の基本」といえるかもしれない。

血糖コントロールはアルツハイマー病やうつ病予防にもたいせつ

精神栄養学、テレビに登場！

２０１２年９月12日にＮＨＫの情報番組『あさイチ』で精神栄養学について紹介された。本書の原稿の元になった連載などがＮＨＫのディレクターの目にとまったらしく、筆者は〝専門家の先生〟ということで出演させていただいた。ごらんいただいた読者もおられるのではなかろうか。

特集のタイトルは、「最新精神栄養学　うつを食事で改善する!?」。当時、人気だった連続テレビ小説『梅ちゃん先生』のすぐあとということもあって、視聴率は10％を超えたという。

恥ずかしながら、筆者は専門家としてテレビ出演するのはそのときが初めてで、生出演ということもあり、心臓はもう、バクバク。

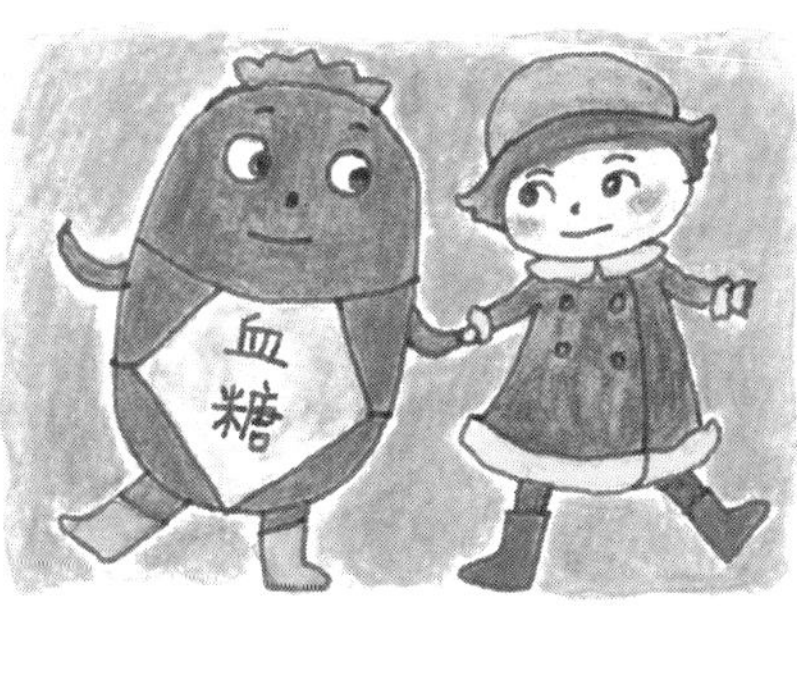

バクバクになるにはワケがあり、それは筆者の過去にさかのぼる。じつは、小学生のとき、やはりNHKの『チャンスだピンチだ』という小学生向けのクイズ番組に出させてもらったことがあった。

番組では、私が大きく映し出され、私の目の前には大きさが違うが形はすこぶる似ている2つの物体が並べられており、「バイオリンとビオラが並んでいますが、バイオリンはどっち?」という問題が出された。

私は、ビオラというモノを当時知らなかったが、そんな聞いたことがないものは小さな楽器に違いない。というのも、私の親戚の家では古くから楽器店を営んでおり、ビオラは知らなかったが、マンドリンはよく知っていた。ギターとマンドリンのように、あまり知られていない楽器は小さいほうと相場が決まっている、などと頭をフル回転させて考えたのである。

その結果はあえて書くまでもないだろう。私が大きいほうの物体を指さしたところ、一瞬空気が凍りつき、あとは奈落の底にまっさかさまである。親戚の楽器店の人たちにも大恥をかかせてしまった。

だいぶ横道にそれたが、今回、そのときの〝心的外傷体験〟(トラウマ)が活性化したために、よけい緊張したというわけである。なんとか汚名返上せねば……。

うつ病で 休養しすぎは 禁物也《なり》

『あさイチ』の番組は、うつ病の治療中に糖尿病になってしまった患者さんのＶＴＲで始まった。抗うつ薬治療をしてもいっこうによくならないばかりか、食欲だけが増えて糖尿病も併発してしまう。「糖尿病とうつ病の負のスパイラル」に入ってしまったケースである。しかし、治療方針が変わって栄養指導を受け、食生活の改善によって糖尿病がよくなったら、うつ病も治りメデタシメデタシという話。

これはもちろん作り話ではなく、実話である。筆者もこれまでに何度も書いてきたが、うつ病の治療では、休息が第一。

しかし、その休息もあまり度がすぎると、運動不足をきたし、かえって回復を遅らせるようだ。なかには糖尿病を併発してしまう人もいる。

うつ病では食欲が低下することが多いものの、ある程度改善してくると、食欲は戻るが体を動かすのだけがおっくうになったままの状態になることが少なくない。そのため、糖尿病になってしまうケースがある。そうして、糖尿病はうつ病の改善をはばむほうに働くため、糖尿病を治すと、うつ病もよくなってくる。筆者は特に回復期のうつ病患者さんに対して積極的に運動をすすめている（45～58ページ参照）。

脳でのインスリン抵抗性と〝3型糖尿病〟

糖尿病とうつ病は別の病気であるが、単なる合併というより、両疾患が共通のメカニズムを持っているという考え方が優勢になってきている。

これについてちらっとＮＨＫのディレクターの前で話したところ、「それはどういうことですか」とすかさず突っ込まれた。なんとなく押しの強い感じがするそのディレクターに聞かれて、「ここできちんと答えないと汚名返上できない」と思った筆者は、頭をフル回転させて答えた。

「糖尿病ではインスリン抵抗性が起きていて、その場合、インスリンの働きが鈍っているためにグルコースを細胞にとり込めない、つまり細胞が糖を利用できず飢餓状態になるわけです。ですから血糖が上がってもやせてくるわけですね。最近、糖尿病になると、脳でもインスリン抵抗性が起きていることがわかってきました。脳の細胞はグルコースをエネルギー源にしているわけですから、インスリン抵抗性があると、脳が栄養不足になると考えられます[※1]」

はたして、この説は国民に向けて放送される結果となった。

うつ病ではそれほど研究が進んでいないが、少なくともアルツハイマー病では脳のインスリン抵抗性が発病に関与していることは、ここ数年で定説になったといってよい。

※1　従来、脳はインスリンに依存せずに糖をとり込むとされていたが、インスリンに依存してとり込むしくみが脳にも働いていることがわかってきた。

インスリンは単に糖代謝で重要な役割を果たしているだけではない。脳では細胞の発達を促し、栄養作用をもつ[※2]ほか、細胞保護作用を持つ。そして、記憶機能を促進、意欲や注意力を増強、食欲をおさえる作用がある――59ページの「うつ病だけでなく肥満にも有効？ 神経栄養因子」でもお話しする「脳由来神経栄養因子（BDNF）」の働きとそっくりなのである。それに、アルツハイマー病の病因となるアミロイドβというたんぱく質の沈着を減らす作用があることもわかってきた。

2012年9月25日のニューヨークタイムズのオピニオンページにも、「アルツハイマー病は3型糖尿病か？」という記事が掲載された。標準的なアメリカの食事（Standard American Diet）はアルツハイマー病患者を増やす、文字どおりSADな（悲しい）食事であり、食生活を改める必要性が強調されている。

うつ病でもBDNFと同様にインスリンが重要なことは明らかだ。うつ病の一部が4型糖尿病と呼ばれるようになる日もそう遠くないかもしれない。

※2　ここでの栄養作用は、エネルギー源を与えるという意味ではなく、神経細胞の生存や成長・分化（突起伸長やシナプス形成など）を促す作用をいう。

なかなか手ごわい〝ストレス肥《ぶと》り〟

腹が減ってはイクサができぬ

なにかストレスがかかることをやらなければならないときにはカロリーの高いものを食べてしまいがちである。筆者自身をふり返ってみても、研究発表会の前日にホテルにこもって準備をしていたりすると、無性に甘いモノが食べたくなって、コンビニのロールケーキのお世話になったりする。

これは、ストレス誘発性摂食（stress-induced eating）と呼ばれる現象である。そして、食べる量の度が過ぎるとストレス誘発性過食（stress-induced hyperphagia）ということになる。

実際、ストレスを強く感じている人は、エネルギー摂取量が多く、脂肪分の多い食事をとる傾向にあることがわかっている。たとえば、仕事量が多いと感じている期間は、仕事

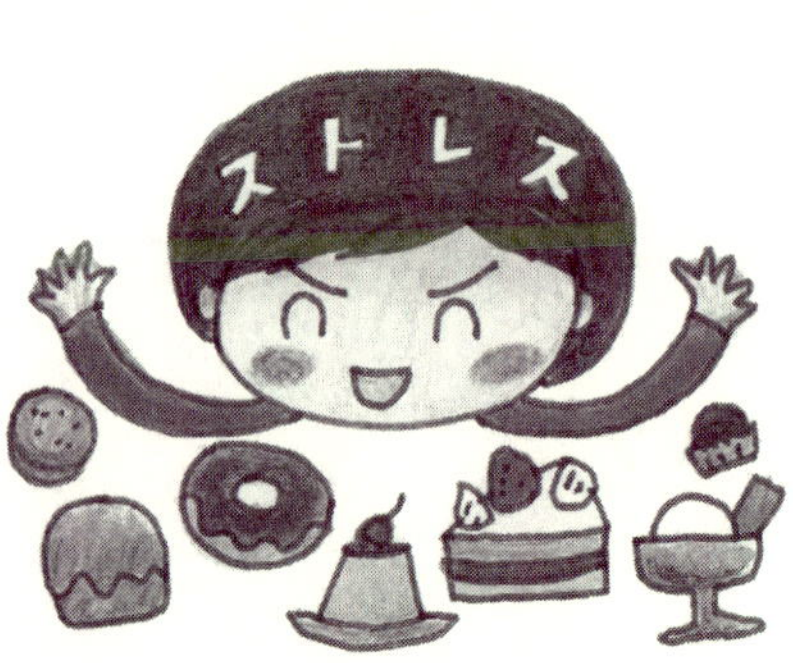

量が少なくストレスを感じていない期間に比べて、エネルギー摂取量や脂肪の摂取量が増えるというアメリカでの調査結果がある。①

同じくアメリカで行なわれた1万2110人の就業者を対象とした大規模な調査でも、ストレスを感じている度合いが強い人は脂肪分の多い食事をとっていた。さらに、ストレスが強い人たちは運動する頻度が少なく、喫煙率も高かったという。②

そうなると、ストレスが強い人たちは肥満になりやすいのか？　という疑問が湧くが、実際、半年から6年の経過を見たいくつかの縦断的調査によると、ストレスのある人生を送っている人は、その後肥満になりやすく、特に男性でその傾向が強いという結果が少なくない。

ストレスを感じてこのように食べすぎになるのは、みずからを律して食べる量を減らす努力をしていないからだ、と思われるかもしれない。しかし、きびしい食事制限をしている人は、制限をしていない人に比べて、ストレス時に過食になりやすいという、身もふたもないデータもある。③

ストレスホルモンと食欲

ストレス誘発性摂食は、ストレスを感じると食欲が増える場合だが、強いストレスを感じて食欲が減る場合もあり、コトはそれほど単純ではない。

急激な強いストレスは、一般に食欲を減らす。たとえば、動物が捕食者から攻撃されているような「闘争か逃避か」といった状況では、食欲や生殖といった機能は抑制される。そんなときにメシなど食っている場合ではないからだ。

これには交感神経系が関与している（ストレスホルモンの一種、アドレナリンやノルアドレナリン）。また、強い不安を感じている場合には、視床下部のホルモン（コルチコトロピン放出ホルモン：ＣＲＨ）が働いており、ＣＲＨは食欲をおさえることが知られている。

一方、慢性的なストレスの場合、もう一つのストレスホルモンである副腎から分泌されるコルチゾールが重要な役割を果たす。コルチゾールはＣＲＨの発現を抑制してニューロペプチドＹという食欲を高めるペプチドの分泌を促したり、食欲を制御するレプチンという物質の濃度を低下させることによって、食欲を高めると考えられている。

したがって、ストレス時にコルチゾールがたくさん出る人はストレス誘発性過食になりやすいと考えられる。

実際、ストレス反応には個人差があり、同じストレスにも強く反応する人とそうでない人がいる。カリフォルニア大学の研究によれば、人前で計算をしたり演説をしたりする課題を行なわせたさいにコルチゾール反応が高かった人は、低かった人と比較して、課題終了後に摂取したカロリーが高く、高脂肪食を食べていたという。(4)

以上から、慢性ストレスによってコルチゾールが多い状態が続くと、過食により肥満に至ると考えられる。これは、コルチゾールを産生する副腎を手術でとり除いた動物では肥満にならない、という研究結果からも裏づけられている。

甘いもの 食べて癒すは ほどほどに

ストレスの種類によって食欲が増えたり減ったりすることは、動物実験でも観察されている。

ラットを容器の中に入れて身動きできないような強いストレスを与え続けると（一日数時間）、食欲が減り、体重も減少する。しかし、しっぽをピンセットではさむ程度の軽いストレスの場合は、通常の餌を食べる量は変わらないが、甘いミルクを飲む量や脂肪分の多い餌を食べる量が増えた、という実験結果がある。これはストレス誘発性過食の動物モデルになると考えられている。

単に食欲が増えるのではなく、甘い飲み物や脂肪分の多い食事をほしがるようになるのは、脳内のオピオイド（麻薬様物質）や内因性カンナビノイド（大麻様物質）が関与しているらしい。これらの物質はストレスを軽減し、コルチゾールを低下させる働きがある。

しかし、ストレスが慢性的に続き、それを癒すために高カロリーのものを食べ続けていると、オピオイドや内因性カンナビノイドの作用も手伝って、一種の依存症のようになってしまい、それが肥満やメタボリック症候群につながるので要注意だ。

オピオイドや内因性カンナビノイドの受容体をブロックする薬が食欲抑制薬／肥満治療薬として注目されている。ただし、うつ病を引き起こすなどの副作用が出やすいこともあり、開発は簡単にはいかないようだ。

う～ん、ストレス肥りはなかなか手ごわい……。実際のところ、筆者も原稿が一段落ついたところで無性に甘いモノが欲しくなってきた。チョコレートケーキを少々いただくことにする。

うつをやわらげる運動療法

運動はうつ病に効果がある？

貝原益軒《かいばらえきけん》（1630～1714）の『養生訓《ようじょうくん》』から――。

養生の術は安閑《あんかん》無事なるを専《もっぱら》とせず。心を静にし、身をうごかすをよしとす。身を安閑にするは、かへつて元気とどこほり、ふさがりて病を生ず。（中略）是《これ》うごく者は長久なり、うごかざる物はかへって命みじかし。是を以《もって》、四民ともに事をよくつとむべし。

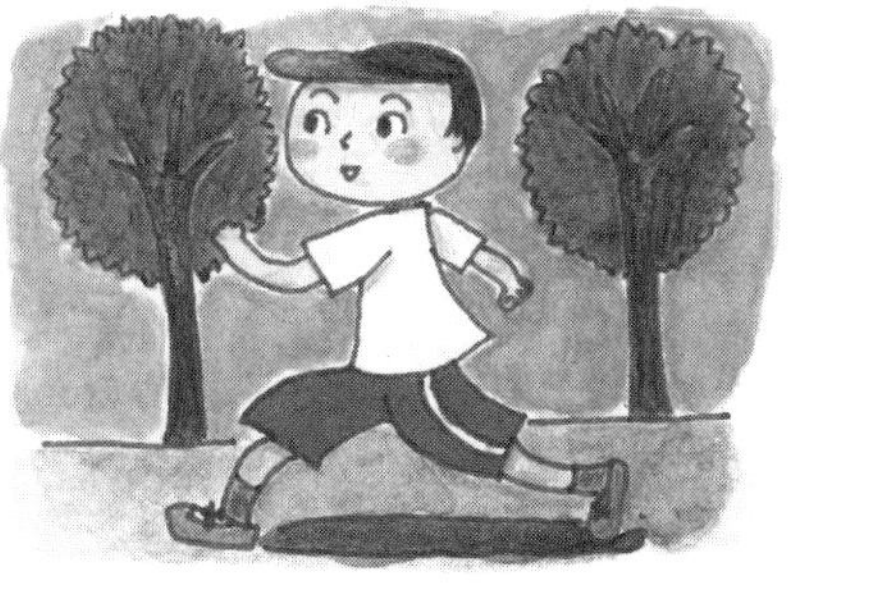

よく体を動かして、自分に割り当てられた仕事に励めば長生きできるが、体を動かさずにのんびりごろごろしていると、病気になって早死にする、というのだ。

健康診断や人間ドックを受けた結果は、多くの人にとって「もっと運動しなさい」というモノではなかろうか。本書の読者にはそのようなかたは少ないかもしれないが、家族や友人に該当者は少なくないはずだ。なにを隠そう、筆者自身がその一人だ。

最近、うつ病治療においても運動療法が注目されている。うつ病に限らず、統合失調症などのいろいろな精神疾患において運動効果についての科学的成果が蓄積されている。

しかし、それは欧米での話であって、日本の精神医療においてうつ病に運動療法を行なっている医療機関は、筆者が知る限りほとんどない。したがって、日本のデータはまだ皆無に等しい。

日本でうつ病の運動療法が盛んにならないのには、おそらく理由がある。日本の精神医学の教科書には、「うつ病治療において最もたいせつなのは休息」とあり、だれもがそれを信じきって疑う人はいないのだ。

筆者自身も、うつ病の治療は、①休息、②精神療法、③環境調整、④抗うつ薬などの生物学的治療、そして、⑤食生活などの生活指導であると、何度も書いてきた。ただし、この「休息」の意味は心身の休息であるといつも注釈をつけてきた。単に体を休めればよいのではなく、気持ちがのんびりできなければうつ病は治らない。

この「休息すべし」という治療の第一原則は、うつ病の人に対して周囲の人が「怠け病だからもっと動きなさい」とか、「本当にやる気がないからそんな病気にかかるんだ」などと叱咤激励し、それによってうつ病を悪化させることを防ぐのにおおいに役立っている。

しかし、文字どおりずっと休息させておくより、運動（身体活動）を奨励するほうがよいということが、最近の研究によって明らかにされている。

うつ病患者に対するエビデンス

うつ病患者において、健常者に比べて身体活動量や運動量が少ないというデータはいくつもある。筆者らの調査でも、うつ病患者は健常者と比較して運動習慣が著しく乏しい結果であった。しかし、これはうつ病の症状からしてあたりまえのことであるし、うつ病になることと、活動量の低下のどちらが鶏でどちらが卵かわからない。

けれども、身体活動量や運動量が少ない人は、そのときは健康であっても、何年か後にうつ病になりやすいという研究結果もいくつかある。これは、活動量が少ないことがうつ病のリスクになることを示唆している。

たとえば、アメリカの大学卒業生1万2０１人をおよそ25年間観察したところ、３８７人がうつ病を発症したが、卒業時に身体活動が多い者やスポーツ選手のうつ病発症率は身体活動が乏しい者と比べて低かったという研究結果がある。[1] やはりアメリカでの調査であるが、50歳以上の１９４７人を5年間観察した調査でも、身体活動が高いほど、うつ病の罹患率や発生率が低かったと報告している。[2] 体を動かす余暇活動をしている者のほうが、なにもしていない者より、うつ病になりにくいという結果もある。

効果は薬と同等かそれ以上？

それでは、治療法として運動を用いた場合の効果はどうか。

欧米では、患者であれ、一般生活者であれ、運動はうつ症状を軽減するという報告が多い。過去、うつ病患者を対象とした30の研究をまとめた文献によれば、9週間以上の運動プログラムはうつ病症状の軽減につながると報告されている。(3) なんと、運動療法と抗うつ薬の効果とはほぼ同等であったというのだ。

16週間の無作為化比較試験を行なった最近の研究でも、運動療法（トレーナーの下で行なわれた群、自宅で行なわれた群）とセロトニン再取り込み阻害薬（日本でもよく使われているセルトラリン）で治療された群、プラセボ（偽薬）で治療された群とを比較したところ、運動療法を行なった2群と抗うつ薬治療群は、プラセボ群に比較してうつ病の寛解率が高く、運動療法と抗うつ薬の効果はほぼ同等であった。トレーナーの下で行なった群と自宅で行なった群は、ほぼ同等の効果だった。(4)

驚いたことに、同じ研究グループによるその後の調査では、運動療法や抗うつ薬によってうつ病がいったん治った後、10か月後の再発率を比較すると、運動療法を自宅で続けていた者の再発率は、薬物療法を続けていた群の再発率より有意に低かった。[5] つまり、再発予防には、薬より運動のほうが勝ったというのだ。

おそるべし、運動療法……。

以上のようなエビデンスから、運動療法はうつ病治療において第一に行なわれるべき治療法であるという意見さえある。

ここで読者の声が聞こえてきた。

「運動が心身によい効果を与えるというのは、耳にタコができるくらい聞いた話だ。問題はどうやってやるか、どうやって続けるかだ」

「運動がうつ病をよくする脳内メカニズムは？」

これらについては、次項で引き続き紹介させていただきたい。

うつをやわらげるウォーキング

運動は 治療と予防に 効果あり

再び貝原益軒の『養生訓』から——。

養生の術は、つとむべき事をよくつとめて、身を動かし、気をめぐらすをよしとす。（中略）ことにふす事をこのみ、ねぶり多きをいむ。食後には必ず数百歩歩行して、気をめぐらし、食を消すべし。ねぶりふすべからず。

健康で長生きするためには、体を動かして、仕事に励み、「気」をめぐらすとよい。寝てばかりいるのはいけない。食後には、かならず数百歩ウォーキングして、「気」をめぐらし、食べたものを消費するのがよい。食後に眠ってしまってはいけない、というのだ。夕食後、しばしば昼食後にも眠り呆《ほう》けてしまう筆者には、耳の痛い話だ。

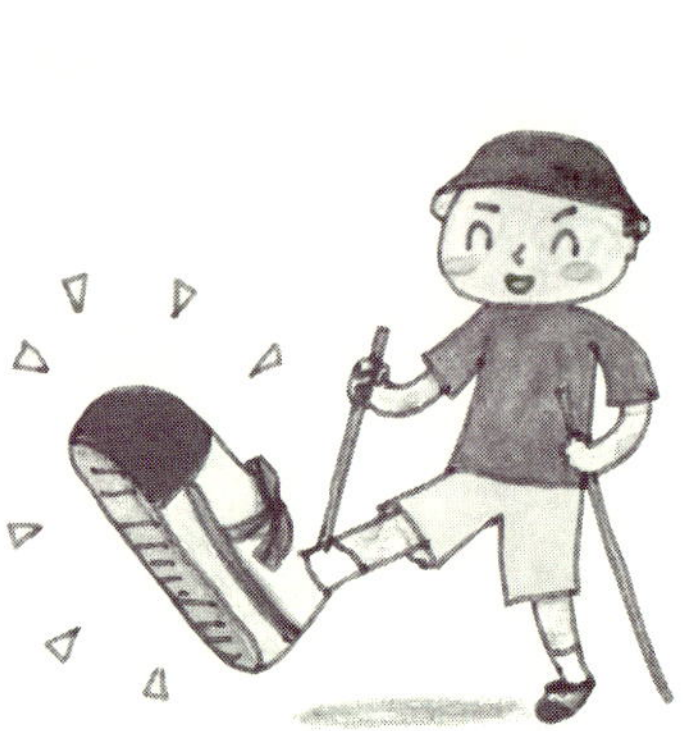

前項では、うつ病の治療や予防に運動療法が有効であることについて紹介した。これまでの研究結果によれば、一般生活者でよく運動や身体活動をしている者は、うつ病になりにくい。また、うつ病患者に対する運動療法の効果は、抗うつ薬の効果と有意差がなく、再発予防では抗うつ薬に優るという報告まである。

これが本当なら、運動療法をうつ病治療や再発予防に積極的にとり入れるべきである。ただし、現実に運動療法をとり入れている精神科医は今のところきわめて少ないのが現状である。

週3回30分の「速散歩《はやさんぽ》」

うつ病の運動療法については、いまだに資料が少なく、日本ではマニュアル的なモノはない。欧米でも先輩格の糖尿病の運動療法などを参考に模索されているようである。

運動といってもハードなスポーツが無理なのはいうまでもない。欧米でうつ病の運動療法にとり入れているのは、週に2〜5回程度のエアロビクスやダンス、そしてウォーキングや軽いジョギングといった有酸素運動である。筋肉トレーニングは一般的でない。1回30分程度、集団で行なうものが多い。ただし、コーチ（運動療法士）の指導に従って行なおうが、自宅でやろうが、効果にたいした差はないらしい。

日本でうつ病患者の運動療法士が存在しない現状では、まずは、簡単にできるウォーキングをすすめるのがよいだろう。週3日、1回30分のウォーキングができることを、第一の目標にする。

食べたあと、無理せず徐々に始めよう

うつ病にかかると、なにをするのもおっくうで、体にブレーキがかかったようになる。そこに無理やり運動をさせるの？　と疑問に思われるムキもおられるだろう。確かに、おっくうなときに運動するとかえってストレスになり、病状を悪化させてしまう可能性がある。だから、調子のよいときに少しずつ始めることが肝要だ。

うつ病の患者さんは「日内変動」といって、午前中は不調で、午後になっていくぶん気分が改善することが多い。だから、午後になってから、無理のない運動をするのがよい。

一般に、ダイエット効果という観点からすると、空腹時に運動したほうが効果的であるとされる。しかし、糖尿病患者の場合には、空腹時に運動すると低血糖発作を起こす危険があるので、食後の運動をすすめる。うつ病は耐糖能異常を引き起こしやすいこともあり（30ページ参照）、やはり食後がよいだろう。益軒のいうとおり。ただし、食事の直後に避けるべきなのはいうまでもない。

午前中はどうすればよいか。症状が強い患者さんの場合には、朝起きたら窓をあけ太陽の光を浴びて外の空気を吸い、少しストレッチをするくらいでよしとする。運動はだいたい2か月以上続けると効果が現われるとされるが、症状も軽くなり、いよいよ職場復帰という段になったら、朝の通勤時間帯に合わせてウォーキング中心の運動を開始するとよい。

今日もまた 駅まで歩く 幸い哉《かな》

うつ病でない人も、うつ病から回復した人も、予防のためのウォーキングを続けたい。続けるために効果があること。歩数計を購入して、記録する。目的を持って歩くこと。つまり、歩く用事を積極的に増やすことだ。そして、お気に入りのウォーキングシューズを買う。

ウォーキングのフォームも大事だ。かかとで降りてつま先で蹴ることを意識し、歩幅を大きくし、リズミカルにやる。腕も自然に振れると、調子がついて長続きする。歩く速さは「ややきつい」程度で、冬でも軽く汗ばむくらい。両手にポールを持って歩くノルディック・ウォーキングは、足への負担が減るほか、全身の筋肉を使うので、エネルギー消費も効率的だ。

エスカレーターやエレベーターを使わず階段を使うのは、目的を持って歩き、かつ、短時間にエネルギーを消費するのにすこぶる効果的だ。ウォーキングのおよそ2倍の効率になる。

駅の階段だけでなく、デパートなどでも階段を使うとよい。7階くらいでも、「ウォーキングの絶好の機会」と考えてやっていると、最初はきついが、そのうち慣れてくる。しかし昨今、階段がどこにあるかわからないデパートがあって、閉口することも多い。

それにしても、目的を持って歩くのはなかなかむずかしい。現代社会は、幸か不幸か歩く必要がないようにできている。もっとも、駅から遠い所に自宅や勤務先がある人は、必然的に目的を持って歩くことになる。筆者も、「駅から遠い所に住む人は幸いである」などとぼやきながら、ウォーキングに励む今日このごろである。

運動効果の脳内メカニズム

運動で すっきり脳の マッサージ

筆者もウォーキングを実践しているが、やっているうちにのめり込んでしまい、ワーカホリックならぬ〝ウォーカホリック〟になっていくことを体験している。体を動かし始めてしばらくすると気分がよくなり、運動後は気分爽快だ。

本来、運動が快感をもたらすというのは、ヒトが動物であることを考えれば、至極もっともな話だ。もし、運動が快感を与えずに、単に苦痛だけをもたらすとしたら、食物を手に入れたり、敵と戦ったりするのはとても気の進まないことになるだろう。つまり、運動が心地よいことは、生きていくうえで有利に働く。

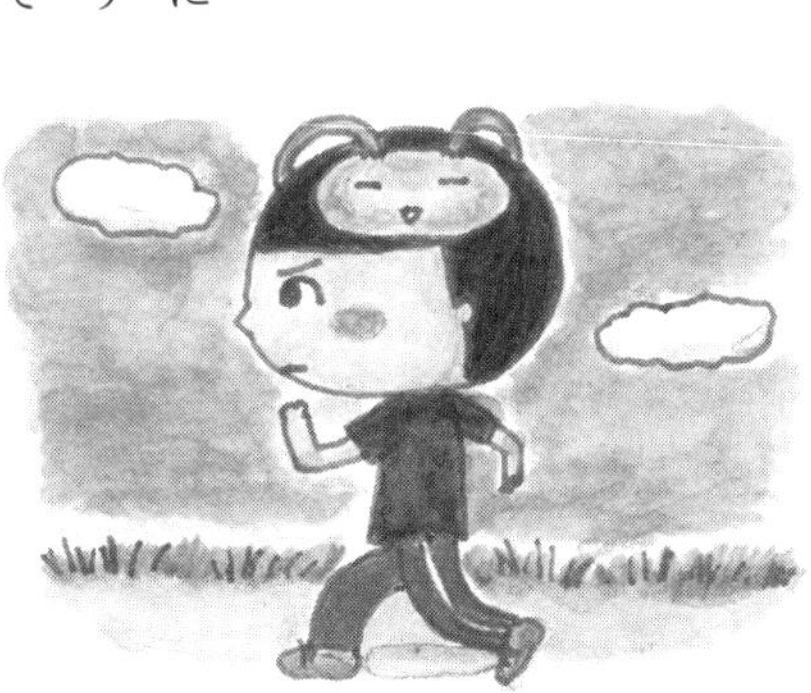

マラソンのように長時間の激しい運動をすると陶酔感を感じるようになる現象はよく知られており、〝ランナーズ・ハイ〟と呼ばれるが、これはおそらく脳内で麻薬様の物質が

増えることによると考えられている。脳科学的研究も進んでおり、たとえば、陽電子断層撮影法（PET）という脳画像検査で調べたものがある。アスリートが20㎞走ったあとでは、前頭葉〜辺縁系という脳領域にかけてオピオイド（生体が産生する麻薬様物質）の放出増加が観察され、幸福な気分になった者ほどその程度が強かったという。[1]

オピオイドは、気分をハイにさせるだけでなく、不安感を軽減する効果や鎮痛作用もあることから、ランナーズ・ハイの味を体験して依存症ぎみになる場合もあるらしい。この感覚は、健康的な幸福感というよりは、現実感覚の歪曲といったモノに近いとされ、一般生活者にはあまり縁がないと考えたほうがよいだろう。

マラソンのような長時間の激しい運動ではなく、もう少し〝適度〟な運動では、内因性カンナビノイド（大麻様物質）を活性化させるという報告がある。[2] 最大心拍数の70〜80％になるようなペースで50分間のランニングやサイクリングを行なうと、内因性カンナビノイドの一種であるアナンダマイドという物質の血中濃度が1・5〜2倍程度に増えたという。大麻や内因性カンナビノイドは、気分を改善する作用があり、うつ病でも重要な役割を果たしていると考えられている。

なお、ここで麻薬様物質や大麻様物質など、違法ドラッグに類似した作用のある生体内物質について書いたので、運動することが、まるで合法的なドラッグ摂取法のように受けとられてしまうかもしれない。しかし、外から摂取する違法ドラッグと内因性物質とでは、前者が大量に摂取でき、速やかに代謝されないなど、生体の統制下にないのに対し、後者は必要以上に産生されることはなく、速やかに代謝される点で決定的に異なる。なので、安心して運動を続けていただき、適量の脳内物質で脳をすっきりマッサージしていただきたい。

歩くほど スクスク神経 伸びてくる

20年ほど前までは、ヒトの神経細胞の数というのは、生まれたときに決まっており、新しい細胞ができることはなく、年齢を経るごとに減っていくだけであると考えられていた。しかし近年では、出生後も新しい神経細胞ができ、成人になってもそうした「神経新生（ニューロン新生）」が起こることがわかっている。抗うつ薬や通電療法などには神経新生を促進する作用があり、うつ病の治療でも重要な働きをしていると唱える研究者も多い。

運動によっても神経新生が促進されることがわかっている。1999年、カリフォルニアの研究者たちは、飼育ケージに輪回し器を入れて飼ったマウスとそうでないマウスとを比較したところ、前者は、後者に比較して海馬《かいば》での神経新生が盛んに起きていると報告した。[3][4] マウスは輪回し運動が大好きらしく、平均すると一日5㎞も走っていたという。輪回しをしたからといって餌が多くもらえるわけではないし、異性の動物に出会えるわけでもない。ということは、マウスはもともと走ることが好きで、輪回し運動に夢中になってしまうのだろう。〝ウォーカホリック〟などといって喜んでいるどこかのおじさんとよく似ている。

海馬は記憶・学習で重要な役割を果たす脳領域であるが、この研究では、およそ1か月運動をしていたマウスは、運動しないマウスと比較して、記憶・学習課題の成績もよかったという。

ひょっとすると、ウォーキングをしていると気分だけでなく、頭もよくなる!?

海馬は、記憶・学習だけでなく、ストレスへの対処やうつ病の発症や回復過程でも重要な働きをしている脳領域である。脳の磁気共鳴画像（MRI）で調べると、うつ病を何度もくり返した患者さんでは、健常者と比較して海馬の体積が小さいという研究結果がある。一般生活者でも、運動を行なうと、海馬の体積が増加したという報告や、運動習慣がある人は海馬の体積が大きいという報告がある。[5] そうして、このような効果には、脳を「栄養」する神経栄養因子という脳内物質（たんぱく質）が重要な役割を果たしていることがわかってきている。

では次に、運動によって脳が「栄養」され、神経がスクスク伸びてくるしくみや、うつ病が改善するメカニズムにおいて重要な役割を果たす、神経栄養因子の働きについて見てみよう。

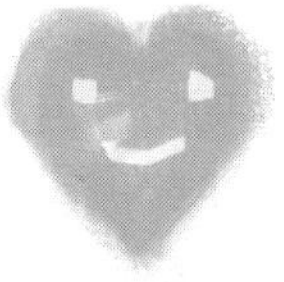

うつ病だけでなく肥満にも有効？神経栄養因子

ストレス、うつ病と神経栄養因子

運動はうつ病の治療や予防に効果があり、運動によって脳が「栄養」されて神経がスクスク伸びてくる効果がある。そのような効果において、中心的な役割を果たす〝神経栄養因子〟とうつ病との関係についてお話しし、このスグレモノの分子がほかにも種々の効用を持つことについて紹介しよう。

神経栄養因子はたんぱく質で、いくつかの種類があることが知られている。うつ病の治療や予防に特に重要なのは、脳に多く発現している〝脳由来神経栄養因子（ＢＤＮＦ）〟である。

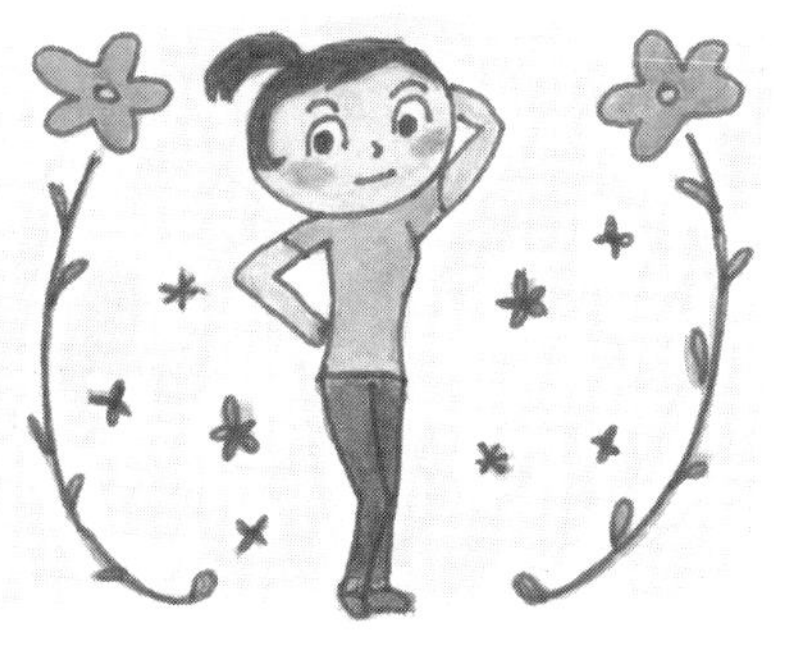

およそ20年前の１９９０年代前半のことであるが、ネズミに抗うつ薬を持続的に投与すると、脳の海馬という領域でＢＤＮＦの量が増えてくることが報告された。これは、アメ

リカに留学していた日本人研究者による発見であり、その論文は今でもくり返し引用されている。

海馬は記憶を司る場所として有名だが、それ以外にストレスをコントロールする役割もあり、うつ病ともかかわりが深い。抗うつ薬はセロトニンなどの神経伝達物質を増やすことで効果を現わすと一般に信じられている。しかし、最近では、神経栄養因子を増やすことによって海馬などの脳を〝修復〟し、それによってうつ病が治るという考え方が主流になっている。事実、うつ病で亡くなった人の脳を調べると、海馬でＢＤＮＦの量が減っていたという報告が多い。

うつ病はストレスが続いたあとに発症することが多いが、動物にストレスを与えると、海馬のＢＤＮＦが減少する。

たとえば、ネズミを毎日一定時間狭い所に閉じ込めておくと、しばらくしてＢＤＮＦが減少してくる。そうしたネズミは、元気がなくなり、あまり周囲に興味を示さなくなるなど、あたかもうつ病にかかったようになる。驚いたことに、実際にストレスを与えなくても、ストレスがかかると副腎皮質から分泌される〝ストレスホルモン〟を注射すれば、同じような変化が観察される。

一方、ネズミをよく運動させると、海馬でＢＤＮＦが増加し、神経新生（神経幹細胞という神経のもとになる細胞から新しい神経細胞ができること）が盛んになることが一致して報告されている。興味深いことに、ストレスを与えたネズミの場合でも、よく運動させれば、海馬のＢＤＮＦの減少は見られなかったという報告もある。つまり、運動は抗うつ薬と同じことをするのだ。

われわれも、運動すればストレス社会を乗り切れる可能性がある。

ＢＤＮＦの神経栄養作用

ＢＤＮＦは、神経細胞（ニューロン）を〝栄養〟する作用を持つ。この栄養作用とは、細胞がＢＤＮＦをとり込んで栄養にする（＝エネルギー源になったり細胞を構成する物質になったりする）ということではなく、「細胞を育てる作用」ということだ。具体的には、ＢＤＮＦが受容体に結合すると、細胞内にいくつかのシグナルが伝達され、神経細胞が突起を伸ばして他の神経細胞とシナプスを形成したり、神経新生を促進したり、傷害を受けた神経細胞が細胞死に至るのを防いだりする。

神経細胞が活動するとこのＢＤＮＦが放出され、その細胞自身や周囲の細胞にある受容体に結合して栄養作用を施す。これによって、記憶や学習が可能になる。

反復学習をすると記憶が形成されたりするのは、「神経細胞がくり返し活動する→ＢＤＮＦが分泌される→細胞同士がシナプスを形成してつながる→記憶の形成」といったしくみによると考えられる。ＢＤＮＦは記憶・学習において中心的な役割を担っており、「頭がよくなる脳内物質」と呼ばれることもある。

ダイエットにも有効?

このＢＤＮＦという分子は神経栄養作用のほかにも多彩な機能を持つ。ＢＤＮＦは、視床下部という食欲をコントロールしている脳領域にも発現しており、そこでは食欲をおさえる働きがある。実際、この遺伝子を半分しか持っていない遺伝子改変マウスは、顕著な肥満を呈することが知られている。ＢＤＮＦはダイエットを目指す人にとっても注目の分子といえる。

さらに、ＢＤＮＦは脳だけでなく、末梢組織にも豊富に存在しており、糖代謝やエネルギー代謝を改善する作用を持つ。骨格筋、心臓、肝臓、褐色脂肪細胞などにおいてグルコースのとり込みを促進して糖利用を高めるなど、インスリンのような働きもすることがわかっている。

最後にもう一つ。ＢＤＮＦは血液中にある血小板の中にたくさん蓄えられている。血小板はけがをして出血したさいに、互いに凝集して止血する機能がある。ＢＤＮＦはこの止血をするさいに放出され、周囲の組織に栄養作用を施し、けがが治るということにも貢献しているらしい。

なお、今回はＢＤＮＦについてくわしく述べたが、運動で増えてくる栄養因子はＢＤＮＦだけではない。運動によって、脳内の血管内皮細胞の増殖を促す血管内皮細胞増殖因子（ＶＥＧＦ）や、神経新生を促すインスリン様成長因子１（ＩＧＦ１）といった分子も増えることもわかってきている。こうした脳内分子の作用によって脳が活性化されていくと考えられる。

さて、本項の原稿も書き終えたところで、ちょっとウォーキングしてこよう。

ストレスは血液をドロドロに？
―フィブリノーゲンの役割―

「ドロドロ」の話

人の性格でも、〝さらっとした人〟は、欲望や感情にとらわれず、なにごとにもあっさりとしているが、〝ドロドロしている人〟は、執念深く、いろいろな感情が心の奥底にわだかまってすっきりしない。このドロドロに巻き込まれると、かなりのストレスを受け、挙句の果てにうつ病になってしまう人が少なくない。

とはいっても、多少ともドロドロしたところがないと、モノゴトおもしろくない。テレビのドラマ番組などは、人間関係がドロドロしているほど、人気があるらしい。

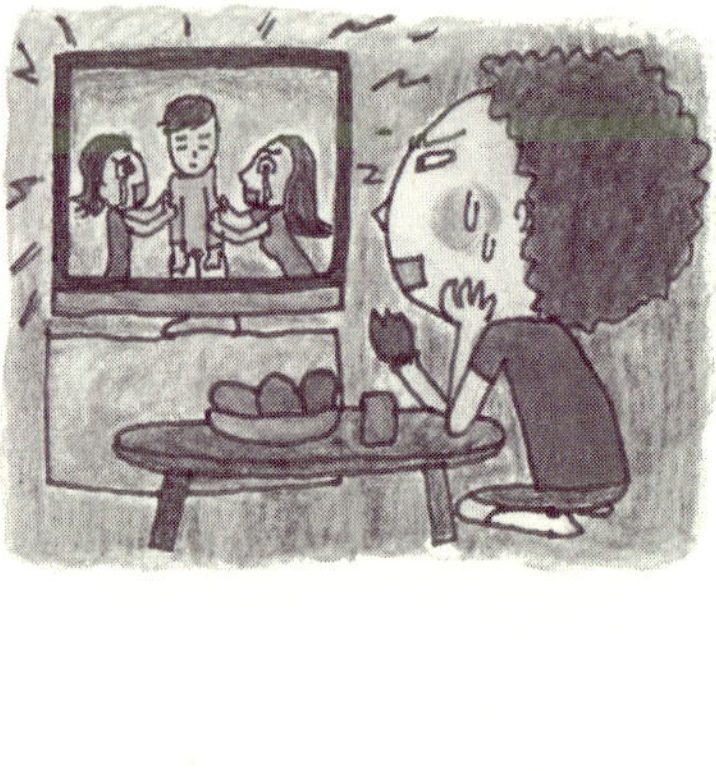

叱られることを覚悟していうなら、女性はドロドロ話を好む傾向がありそうだ。高貴なおかたの愛情をめぐって、才能や美貌を持つ心やさしい主人公と、才能や努力はやや劣るが権謀術数に長けた者とが争うことによって展開する物語は、古くからあるお決まりのス

トーリーであるが、そうした内容の番組を、飽きもせずに春夏秋冬見続けている人が、筆者の身近にもいる。

一方、男性のほうは、「血みどろの争い」を好む傾向があるらしく、日曜日のゴールデンタイムに放映される大河ドラマは、源平合戦か、戦国時代か、幕末の血みどろの争いと、相場が決まっている。

第二次世界大戦後、わが国において血みどろの争いが影をひそめているのは喜ばしいが、飽食や食の西洋化、運動不足などによって、血液がドロドロになりがちになり、心筋梗塞や脳梗塞といった血管が詰まってしまう病気が増えた。

そうして、これは心の病気のモトにもなっている。

フィブリノーゲンの光と影

そもそも、血はどのようにしてかたまるのか。

血をかためなければならないのは、けがなどによって血管が破れて出血した場合である。血管が破れると、血液中にある血小板も血管の外に流れ出る。血小板は、血管の中にないはずの組織成分（コラーゲン）と接触することによって活性化する。すると血小板同士が血液中のフィブリノーゲンというたんぱく質を介して手をつなぎ合い（血小板凝集）、出血した部分をせき止める働きがある。川が決壊して洪水になりそうな所に、急いで土嚢を積み上げて水の流出を防ぐようなものだ。これは応急処置である。

次に、活性化した血小板から一連の反応を経てトロンビンという分子が生成され放出される。トロンビンは、フィブリノーゲンを切断してフィブリンにする。フィブリンは一定の並び方で結合し、かたまりとなって血栓を形成する。この栓でふたをされることによって、破れた血管がふさがり、出血が止まる。決壊した堤防をセメントでかため、修復を完成させる。

このように、フィブリノーゲンは止血において応急処置と仕上げの両方で活躍する。「血みどろの争い」が展開される世界では、きわめて重要だ。

一方、フィブリノーゲンは、肝臓で合成されて血液中に分泌され、血液の粘度を左右する因子となることが知られている。つまり、血液がドロドロになるかどうかはフィブリノーゲンによるところが大きい。そうして、動脈硬化を形成するという困った働きもある。すなわち、フィブリノーゲンが動脈の壁に入ると、悪玉コレステロールと結合して、脂肪のかたまりを作る。また、白血球に結合して炎症反応を引き起こしたりもする。

その結果、血中フィブリノーゲン値が高いと動脈硬化を促し、血管が詰まりやすくなり、心筋梗塞や脳梗塞、末梢性動脈疾患のリスクが高まる。

ストレスやうつ病との関連も

近年、血中フィブリノーゲンの高値は、ストレスやうつ病とも関連することを示すエビデンスが増えている。太古の人類にとっては、ストレスがかかる場面は「血みどろ」になることも少なくなかったであろう。したがって、これは適応的な反応であったはずだ。

イギリスの16～34歳の比較的若い人たち1338人のデータによれば、心理ストレス症状が高い人は、血中フィブリノーゲン値が高かったという。[1] このような関連は、ストレスが持続的に高い人は動脈硬化をきたしやすく、将来、高血圧や心筋梗塞のリスクが高まることの説明となりえる。

デンマークのおよそ7万人を対象とした大規模調査によれば、血中フィブリノーゲン値が高い人はうつ病のリスクも増加する。すなわち、血中フィブリノーゲン濃度が低い人たち（低いほう4分の1）に比べると、高い人たち（高いほう4分の1）ではうつ病で入院するリスクは1・8倍に増加し、とても高い人たち（上から5％）では3・2倍に跳ね上がった。[2]

ストレスのほか、フィブリノーゲン濃度を決める要因として、遺伝要因、喫煙、アルコール、感染症、メタボリック症候群、運動、栄養などがある。[3]

喫煙は、フィブリノーゲン濃度を高める強い要因の一つである。アルコールは適量であれば濃度を下げるというデータがある。感染症、メタボリック症候群、運動不足は、いずれも濃度を高める。

栄養面では、地中海式食事（野菜、果物、種実類、豆類、魚、オリーブ油が豊富で、それに穀類と適量の赤ワインが加わり、肉類や乳製品は少ない食事。78ページでも説明）が濃度を下げる効果があるという研究結果がいくつかあり、魚油（n-3系多価不飽和脂肪酸）が濃度を下げるという報告もある。

ドロドロの世の中で心の健康を保つには、フィブリノーゲンが高くならないような生活習慣を心がけるのが賢明だ。

学会は楽し

褐色脂肪細胞に喝采

初夏の北海道はいい。暑くもなく、寒くもなく、ちょうどよい日射し、すがすがしい空気、少し郊外に出れば、一面グリーンのじゅうたんが広がっている。

札幌の大通公園も色とりどりの花が咲き、市民は一年じゅうで最もよい季節をむさぼるように味わっているかのよう。

「ああ、トウモロコシ！」

屋台からのトウモロコシの匂いに、A研究員は興奮ぎみ。

われわれ一行は、「第68回日本栄養・食糧学会大会」（２０１４年5月30日〜6月1日に札幌にて開催）の会場に向かっていたのである。

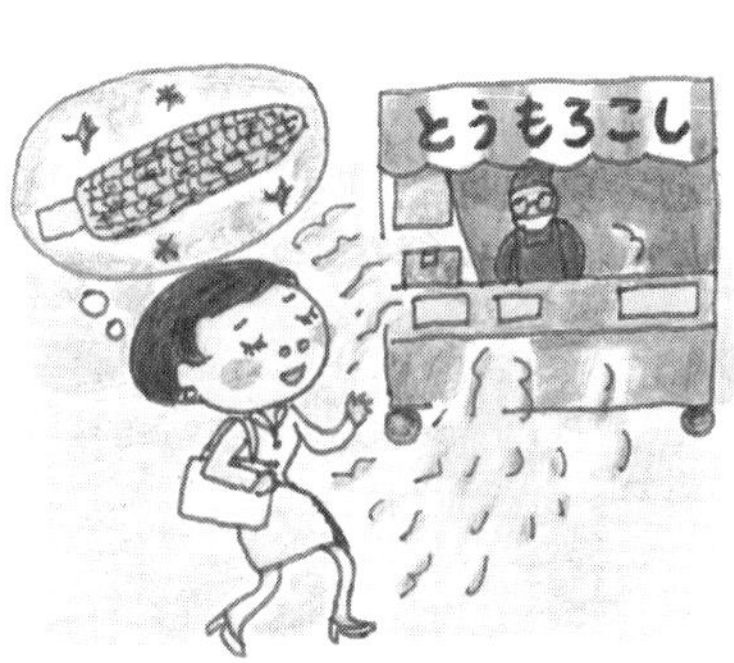

1日目は、斉藤昌之先生（北海道大学名誉教授）による褐色脂肪細胞に関する特別講演

を拝聴した。褐色脂肪細胞というのは、エネルギーを消費して熱を産生し体温を保つ働きがある。ネズミなどの実験動物にはあるが、ヒト成人には存在しないのではないかと考えられていた。しかし、斉藤先生は、ヒト成人にも褐色脂肪細胞が存在することについて、みずから実験台となって証明された。ナント、その発見は、先生が北海道大学を定年退職される1か月前になされたというのだ。先生は、その後何年も継続してこの細胞に関する研究を続けられ、多くの成果をあげておられる。

この細胞は加齢によって減少する傾向があり、中年太りの要因の一つになる可能性がある。褐色脂肪細胞を持っている人は、持っていない人に比べてBMIが低い傾向があるという。褐色脂肪細胞を活性化することができれば、肥満解消に有効である。

「私には、褐色脂肪細胞はないわね……」とA研究員。

日ごろ、ダイエットに成功しない言い訳を発見したらしい。

などといいつつも、その夜、一行は新鮮な海産物や地元の牛肉料理に舌鼓を打ち、北海道の味を堪能したのであった。

うつ病を予防する食事

学会2日目の午前は大学院生O君の発表。うつ病患者を対象に血中アミノ酸について調べ、メチオニンが低下していることなどを見いだした。メチオニンは、うつ病との関連が以前から指摘されている。活性型メチオニンは抗うつ作用のあるサプリメントとして知られる。

発表が終わるや、年配の先生から質問を受けた。

「定年になってやることもなくなると、うつ病になる人も多いみたいだけど、予防のためにはどういう食事をしたらいいですか?」

アミノ酸に関する質問を受けるものと身構えていたO君は、あまりに包括的な質問を受けて、しどろもどろ。返答に困った挙句、

「まだよくわかっていません」

自分が勉強していないのでよくわかっていないということと、学問的にわかっていないことを、混同して答えてしまったらしい。

模範解答を示すなら、〈うつ病予防に有効な特別な食事というものはありません。他の生活習慣病に有効な食事と同様に、エネルギーの過剰摂取に気をつけ、3食規則正しく、バランスのよい食事を心がけることが、うつ病リスクを下げるとされています。今回の発表では、うつ病患者においていくつかのアミノ酸が低下していることが明らかになり、良質のたんぱく質を充分とることがたいせつであると考えられます〉といったところだろうか。

少し年配のA研究員が声を低くしてぼそっという。

「定年になってうつになるのは、奥さんのほうよ。ずっと家にいられるとうんざりするのよ」

実際、亭主の定年後に奥さんのほうがうつになる場合も少なくない。斉藤先生のように定年後も情熱的になにかを追い求めて生きていければ、自分自身だけでなく奥さんのうつ予防にもなるだろう。

その夜は、ジンギスカンをねらう。日ごろはあまり学術的文献を読まないが、グルメに関する文献検討は熱心なK研究員によれば、狸小路という場所にいい店があるらしい。「狸小路に行ったら、手抜き工事だったらどうする?」などとおもしろくもなんともないことをいったりして、心はウキウキ。はたして、予約してないお客さんはとりませんと、きびしい現実が待っていた。残念ながら文献検討のほうが手抜きだったらしい。

発表はしたものの…

学会3日目(日曜日)の午後は、A研究員とK研究員の発表。

A研究員は精神疾患患者に対する5時間耐糖能検査について。精神症状の一部は、耐糖能の低下によるインスリン過剰分泌が引き起こす機能性低血糖による自律神経症状ではないかという説があるが、それは本当だろうか？　糖を摂取して5時間経過を見ると、一部の人は低血糖になる。それによってイライラや不安などの精神症状が惹起されるのではないか。しかも、インスリン抵抗性がある人のほうが低血糖を引き起こしやすく、症状が激しいのではないかと期待していた。しかし、残念ながら、この仮説を支持する結果は得られなかった。うつ病患者も健常者も同じように低血糖に陥り、低血糖によってストレス症状が強くなるということも見られなかった。

K研究員は統合失調症の食生活に関する報告。統合失調症では肥満が多いといわれるが、実証的なデータは意外に少ない。また、食事歴調査をして肥満と関連する要因について検討した報告もほとんどない。K研究員は、統合失調症患者には確かに肥満が多く、菓子パンやジュースの摂取が多いことが肥満に影響していること、服薬量との間にははっきりとした相関関係がなく、生活習慣の指導が重要であることを報告した。

しかし、学会最終日の午後3時過ぎともなると会場も閑散としてくる。ふと、うしろをふり返ると350人収容の会場に聴衆はわずか8人。北海道に来て、キタキツネに会えるかな？　という期待はあったが、まさか閑古鳥に会えるとは思ってもみなかったのである。

2章 うつをやわらげる栄養とは？

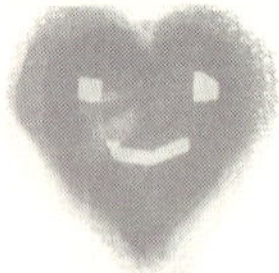

うつ病の食事のポイントは不足しがちな栄養素を補うこと

最新研究によるうつ病改善に役立つ栄養素

うつ病と、肥満、メタボリック症候群、糖尿病などエネルギーの過剰摂取が主因となって引き起こされる病気との双方向の関係性については、1章で詳しく述べた。

うつ病と食事には、こうしたエネルギー摂取量のほかにも、食事スタイル、ビタミン・ミネラル・アミノ酸・脂肪酸といった栄養素、緑茶などの嗜好品、ハーブやサプリメントまで幅広い関連・影響がある。

不足するとうつ病のリスクを高める栄養素とそれを多く含んでいる食品については、表にまとめたので、食材選びの際の参考にしていただきたい。

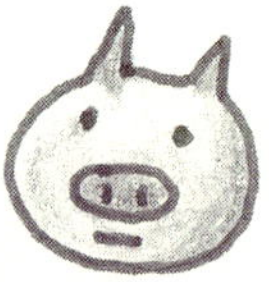

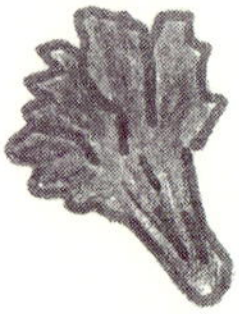

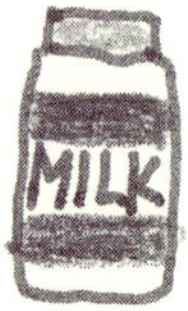

うつ病と関連する栄養素を多く含む食品

	栄養素	多く含む食品
ビタミン	ビタミンD	きのこ類、魚介類
ビタミン	ビタミンB_1	豚肉（赤身）、ウナギ、玄米、ナッツ
ビタミン	ビタミンB_2	レバー、ウナギ、納豆、卵
ビタミン	ビタミンB_6	刺身、レバー、鶏肉、納豆、にんにく、バナナ
ビタミン	ビタミンB_{12}	貝類、レバー、のり
ビタミン	葉酸	葉もの野菜、納豆、レバー
ミネラル	鉄	レバー、赤身肉、魚介、青菜類、納豆
ミネラル	亜鉛	カキ、ウナギ、牛肉、レバー、大豆製品、貝類
アミノ酸	トリプトファン	牛乳、乳製品、肉、魚、ナッツ、大豆製品、卵、バナナ
アミノ酸	メチオニン	牛乳、乳製品、肉、魚、ナッツ、大豆製品、卵、野菜（ほうれん草、グリーンピース）
アミノ酸	チロシン	牛乳、大豆製品、魚（カツオ節、しらす干し）、乳製品、肉、卵、アボカド
脂肪酸	DHA EPA	魚（マグロ、ハマチ、イワシ、ブリ、サバ、サンマ、サケ、ウナギなど）

うつ病のリスクを下げる地中海式食事と日本式食事

うつの症状をやわらげるための食事には、なにか特別なものがあるわけではない。栄養バランスのよい食事を、規則正しくとることがたいせつだ。生活習慣病になりにくい食事や運動習慣は、そのままうつ病の改善・予防につながると言っていい。ただし、いくつかのポイントがあることも確かである。

食事スタイルに関していうと、「地中海式食事」が「西洋式食事」に比べてうつ病のリスクを低下させることがわかってきた。地中海式食事とは、野菜、くだもの、種実類、豆類、魚介類、オリーブオイルが豊富で、それに穀類と適量の赤ワインが加わり、肉類や乳製品は少ない食事のことである。

一方、西洋式食事は、加工肉（ハム、ソーセージ、ベーコン、サラミなど）、ピザ、ミートパイ、ポテトチップス、ハンバーガー、白パン（精製した小麦粉で作る）、砂糖、味つき乳飲料、ビールなどの食品が該当する。

ただし、地中海式食事がそのまま日本人の食生活に適応するとは限らない。というのも、日本人はもともと欧米人に比べて魚の摂取量が2〜3倍と多い反面、乳製品や肉類の摂取は少ない傾向がある。そのような背景で、さらに地中海式食事に近づけようと魚の摂取量を増やしたり、乳製品を減らしたりすると、かえって栄養のバランス異常を招く可能性がある。

また、地中海式食事と同様に、日本の伝統的な和食は概して健康的であるとされる。ただし、和食にも2つ欠点があり、一つはしょうゆやみそなどを使うことから塩分量が多くなりがちなこと、もう一つは乳製品が少ないことである。従って、「減塩和食＋乳」というのが理想的ということになる。

うつ病にかかわる栄養素と食品

●ビタミン

ビタミンでは、主にビタミンB_1、B_6、B_{12}、葉酸、Dなどの不足がうつ病のリスクを高めることが指摘されている。特に、現代の食生活では葉酸が欠乏しがちだ。葉もの野菜、納豆、レバーなどをあまり食べない人は要注意。

また、ビタミンDの血中濃度が低いとうつ病リスクが高まることもわかってきた。ビタミンDは皮膚に紫外線が当たって合成されるのが大部分を占めるが、食事からも摂取される（魚、きのこに多く含まれる）。特に日照時間や肌の露出が少ない冬〜春にかけては、きくらげなどのきのこ類を積極的にとるようにしよう。

●ミネラル

鉄、亜鉛、マグネシウムなどの不足とうつ病との関連が指摘されている。鉄欠乏の症状では貧血がよく知られているが、脳の機能も障害され、むずむず脚症候群という睡眠障害を引き起こしたり、焦燥感、集中力低下、無関心といったうつ病に似た症状を起こしたりする。

筆者らの調査では、うつ病患者には亜鉛欠乏も多くみられた。亜鉛の吸収を阻害するリンは、食品添加物に含まれることが多いので、コンビニなどの既製食品ばかり食べている人は要注意だ。

こうしたミネラルはたんぱく質と一緒に存在するため、肉や魚、卵など、たんぱく源となる食材をとることでも補充できる。また、ビタミンCやビタミンAは鉄や亜鉛の吸収を促すので、野菜をたくさん食べることもミネラル補充に役立つ。

●アミノ酸

アミノ酸には、神経伝達物質となるものや神経伝達物質の原料となるものがある。必須アミノ酸（体内で合成できないため食品から摂取する必要があるアミノ酸のこと）であるトリプトファンは、神経伝達物質であるセロトニンや睡眠を誘発するメラトニンの原料となる。

トリプトファンが減少すると、うつ病患者やうつ病の素因を持つ人は気分が落ち込みがちになることが知られている。筆者らの研究で、うつ病患者は健常者と比べて血中トリプトファン濃度が低下していることも明らかになった。

もう一つの必須アミノ酸であるメチオニンの低下も、うつ病と関連することが指摘されている。活性型メチオニン（S-Adenosylmethionine; SAM-e）は抗うつ効果を持つことが知られ、ヨーロッパでは処方薬として用いられており、北米ではＯＴＣ薬として市販されている。

必須アミノ酸をとるためには、良質たんぱく源となる食材（肉や魚、卵、大豆、牛乳など）をしっかりとることがたいせつだ。

●脂肪酸

ｎ-３系（オメガ-３）不飽和脂肪酸のエイコサペンタエン酸（ＥＰＡ）やドコサヘキサエン酸（ＤＨＡ）は、魚（マグロ、ハマチ、イワシ、ブリ、サバ、サンマ、ウナギなどに多く含まれる）から摂取しないと不足することが指摘されている。

これらは動脈硬化や心筋梗塞の予防に効果があるが、魚の摂取量が少ない人や血液中のｎ-３系不飽和脂肪酸濃度が低い人は、うつ病のリスクが高いこともわかってきた。週に２〜３回は魚を食べるよう心がけたい。

●その他、嗜好品など

[ヨーグルト・乳酸菌飲料]

ヨーグルトや乳酸菌飲料は、ビフィズス菌や乳酸菌を増やし、腸内環境をととのえる。腸内に善玉菌が増えると、ストレスに対して強くなる効果が指摘されている。オリゴ糖やシリアル（食物繊維が多い）など、腸内細菌のえさとなる食品を一緒にとるとさらに効果的だ。朝ごはんの一品や、小腹がすいたときのおやつにオススメしたい。

[緑茶]

緑茶はカテキン（渋み）、テアニン（うまみ）、カフェイン（苦み）などの薬効成分を含み、極めて有用な薬用植物といえる。緑茶を一日4杯以上飲む人はうつ症状が少ないという研究結果が東北大学などから複数報告されており、私たちの調査でも、週に4杯以上緑茶を飲む人には健常者が多く、週3杯以下だとうつ症状を持つ人が多いという結果が得られた。緑茶を飲む習慣を持つことはうつ病のリスクを下げるといえる。

カテキンは種々の生活習慣病にも効果があり、テアニンには精神安定作用がある。テアニンは玉露や抹茶などの高級茶に多く含まれているので、味わっていただきたい。

サプリメントの上手な使い方

抗うつ効果があるハーブとしてよく知られているのが、セントジョーンズ・ワート（西洋オトギリソウ）である。海外ではサプリメントとして用いられ、ドイツでは医薬品として医師が処方している。ただしほかの医薬品との相互作用が強いので、併用は避けるか、摂取する場合は主治医と相談したほうがいいだろう。

そのほか、栄養補助食品としてEPAやDHAなどのサプリメントが売られているが、魚が苦手という人は試してみてもいい。葉酸やビタミンD、鉄、亜鉛などのサプリメントも利用価値がある。

ただし、ミネラルは長期にわたって多量にとりすぎると弊害の心配もあるので、主治医に相談し、血液検査でチェックしながら補充するのが安全だ。また、「サプリメントをとっているから食事はなにを食べてもいい」というのでは本末転倒。まずは3度の食事をバランスよくとることを心がけ、サプリメントはあくまで補助的に利用するようにしたい。

葉酸は、心の健康を保つためにも欠かせない

鯉のぼりからポパイまで

端午の節句の頃になると、青空を気持ちよく泳ぐ鯉のぼりを、ちらほらと見ることができる。残念ながら、都会ではほとんどお目にかからなくなった。たまに目にしても、ちょっと窮屈そうだ。

鯉の滝登りは、中国の史書の一つ『後漢書《ごかんじょ》』に書かれた古事に由来する。黄河上流の竜門という名の激流を登りきった鯉だけが竜になることができた、という話。そこから男の子の立身出世を願って飾ることになったらしい。ちなみに、「滝」という字は「氵(さんずい)に竜」と書く。

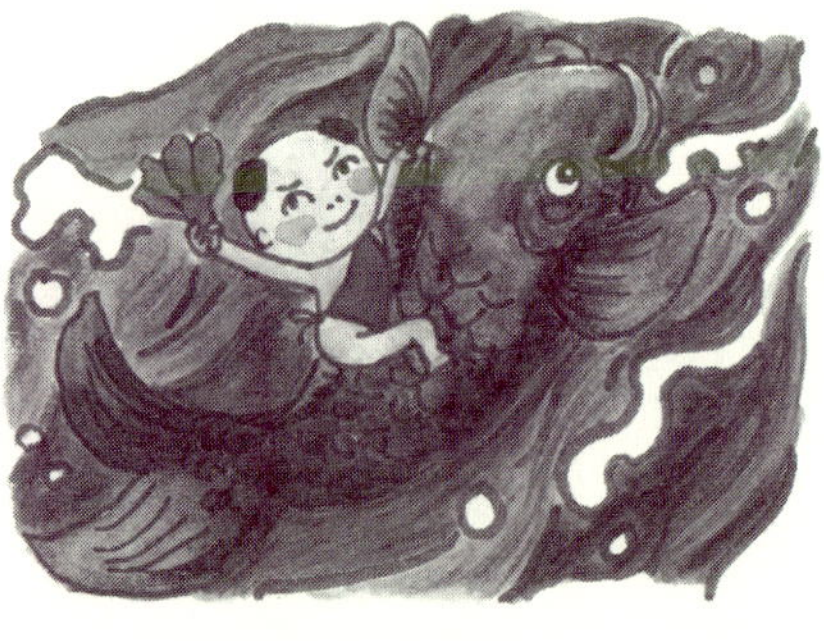

鯉が神通力を持つ竜に〝変身〟するといったストーリーは、小さい子どもには大人気だ。仮面ライダーものは筆者の子どものころから大流行《はや》りだし、女の子もプリキュアの時間に

なるとテレビに釘づけになる。将棋でも、飛車が敵陣に入って成ると竜王になり、角は竜馬になって攻撃力や守備力が絶大になる。

同じテーマは洋の東西を問わない。漫画のポパイがそうだ。オリーブが大男のブルートに捕まりそうになると、ほうれん草の缶詰めを食べてパワーアップ。あっという間にブルートをブッ飛ばす。実際、ほうれん草には、ビタミンAや葉酸、ビタミンKなどのほか、鉄、亜鉛などのミネラル、食物繊維など、「うつをやわらげる」栄養素が豊富だ。ポパイが始まったのは1929年だそうで、葉酸がほうれん草から発見されたのは1944年。ほうれん草パワーは、昔から経験的に知られていたということらしい。

うつ病と葉酸をめぐるさまざまな研究

前置きはこれくらいにして、うつ病と葉酸との関係について説明しよう。うつ病の治療や予防に葉酸が有効であることは、疫学研究や治療研究から明らかにされつつある。

第1に、血清中や赤血球中の葉酸濃度が低いとうつ病リスクを高めるという結果は、比較的一致している。たとえば、九州のある市役所職員530名の調査では、36％の人がうつ症状を持っていたが、血清葉酸値が最も低い4分の1の人たちに比べて、それ以外の人たちは、うつ症状を持つリスクがおよそ0・3～0・5倍に低下していたという。[1]筆者ら

の検討でも、うつ病患者は健常者に比べて血中葉酸値が低い傾向が見られた。(2)

第2に、食生活から葉酸摂取量を推定した調査でも、葉酸の摂取量が少ないと、うつ病リスクを高めるという結果を得ているものが多い。前述の市役所の調査によれば、うつ症状を示した男性の葉酸一日摂取量は平均163(μg/1000kcal)であったのに対し、うつ症状がなかった男性のほうが181と高く、統計的有意差が見られた。(3) 女性ではうつ病群の平均が220、非うつ病群227と前者が低い数字であったが、統計的有意差は見られなかったという。この研究では、女性は全体的に摂取量が高いために、関連が見られなかったのかもしれない。

第3に、葉酸の補充療法はうつ病治療に効果的であるという報告が少なくない。葉酸は、葉酸欠乏の治療や予防に医薬品として承認されているが(商品名フォリアミン)、うつ病への保険適応は承認されていない。もちろん、病院に行かなくても栄養機能食品で補充することが可能だ。英国で行なわれた有名な研究では、127人のうつ病患者をランダムに2群に分け、フルオキセチンという抗うつ薬(セロトニン再取り込み阻害薬)と葉酸(500μg/日)とで治療した群と、フルオキセチンとプラセボ(偽薬)で治療した群で比較した。10週間経過観察したところ、葉酸を投与した群のほうがプラセボを投与した群よりうつ症状が有意に改善しており、特に女性において治療効果が明らかだったという。(4)

ほかに葉酸補充療法としては、5-メチルテトラヒドロ葉酸や、フォリン酸※も用いられ、

※　医薬品として承認されており、抗悪性腫瘍薬として使用されるレボホリナートカルシウム［商品名：アイソボリン］やホリナートカルシウム［商品名：ロイコボリン、ユーゼル］がある。

有効であるという報告もある。

葉酸は「1炭素サイクル」をサポートする

葉酸は、「1炭素サイクル」という生体分子にメチル基（$-CH_3$）を転移するさいに働く経路で用いられ、この経路はノルアドレナリン、ドーパミン、セロトニンなどのモノアミンと呼ばれる神経伝達物質を合成するのに必要である。そのほか、たんぱく質や、遺伝情報を伝える核酸（DNA、RNA）などの合成にも重要だ。したがって、この1炭素サイクルがうまく働かないと、体にいろいろな支障が出てくる。

葉酸が欠乏して出現する病気として貧血（巨赤芽球性貧血）が有名だが、上述のようにうつ病のリスクにもなる。モノアミンが持続的に不足すると、うつ病になりやすいことはよく知られている。葉酸が不足すると高ホモシステイン血症となり、動脈硬化や認知症などのリスクも高める。

立身出世とまでいわずとも、健康で元気よく、うつにならずに生活するために葉酸は欠かせない。もちろん、ポパイのように一度食べてパワーアップすることなどできるはずがない。ふだんの食生活に心がけ、活力ある生活を長く続けていれば、いつの間にか滝を登れるようになっている、ということだろう。

ビタミンDは骨だけでなく脳のためにもたいせつ

ロンドン市民と日光浴

およそ20年前、約1年半の間、イギリスに住んでいたことがある。ロンドン大学精神医学研究所に留学し、統合失調症の原因解明のための研究の手ほどきを受けた。

恩師であるMurray 教授（現在は騎士称号を授与されSir Murray 教授になられた）にお会いした最初の日のことはよく覚えている。

「これから講演に行くからついて来なさい」

教授の車に乗せられ、郊外の病院に行き、統合失調症に関する教授らの最新の研究成果についての話を聞いた。

「ロンドン在住のアフリカ系住民の第2世代の統合失調症発症率は、一般住民の約5倍と非常に高いことがわかったのです」

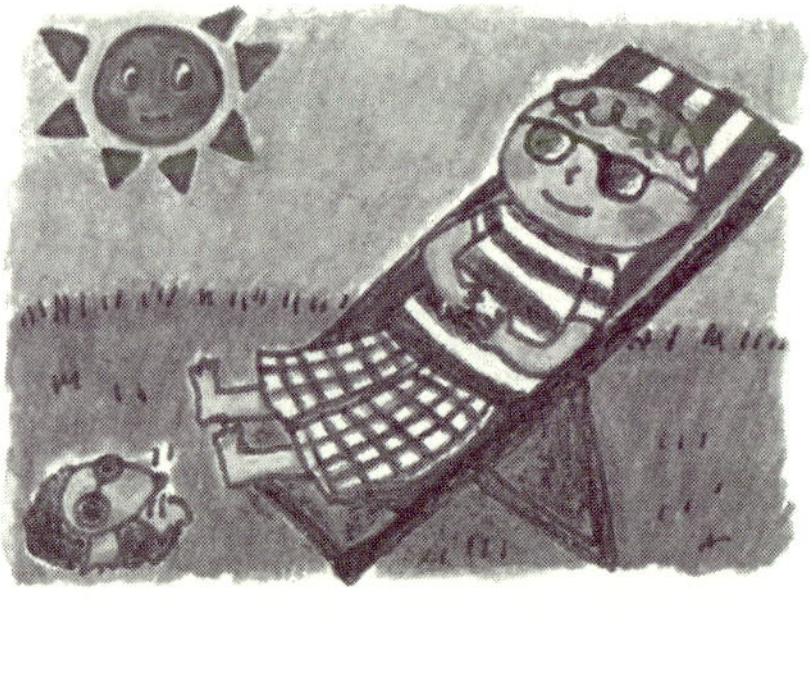

統合失調症の発症率は、世界じゅうどこでもだいたい1％と教科書に書いてあり、それについて特に疑問を持ったこともなかった当時の筆者は、キツネにつままれたような思いであった。教科書に書いてあることを〝お勉強する〟だけの存在であった自分は、強烈なボディーブロウを受けた。

「こういう場所を〝コモン〟というんだよ」

帰り道、美しい緑の絨毯《じゅうたん》が敷き詰められた広場の横で車を止め、教授はそう教えてくれた。そうして、クリケットに興じている人たちをしばらくながめておられた。ご存じのかたも多いと思うが、イギリスで市民の憩いの場となっている小さな公園は park ではなく、common と呼ぶ。

筆者が留学したのはちょうど6月で、ロンドンでは1年のうち最高の季節を迎えていた。イギリスは緯度が高いため、日光が豊富でない。特に冬の間は日照時間も短く、気分もふさぎがちだ。コモンでは、芝生に寝ころがり、太陽の光を思いきり謳歌している人たちを大勢見ることができた。

ビタミンDは脳機能にもたいせつ

ビタミンDは食事から摂取するものと、皮膚でプロビタミンD（7‐デヒドロコレステロール）に紫外線が当たって作られるものとがある。食事からの場合では、魚やきのこに多く含まれている。ちなみに、魚ときのこはどちらも「日の当たらない場所」に棲んでいる。

ビタミンDは、小腸と腎臓でカルシウムとリンの吸収を促進する作用があり、骨や歯の形成を促進する。ビタミンDの欠乏によって、子どもではクル病（骨格異常）、成人では骨軟化症を発症することはよく知られている。高齢者では、骨粗鬆症や骨折のリスクが高まる。

最近、ビタミンDの受容体が脳のさまざまな場所にも存在していることが明らかになってきた。また、ビタミンDは肝臓と腎臓で酵素反応を受けて活性型ビタミンD（カルシトリオール）になるが、腎臓にある酵素と同じものが脳にもあることがわかってきた。

ビタミンDは脳機能にも重要な栄養素らしい。

たとえば、ビタミンDは神経伝達物質であるドーパミン、ノルアドレナリンの産生の律速酵素（反応の速さを決める酵素）であるチロシン水酸化酵素の発現を高める。また、いくつかの神経栄養因子を増やす効果もある（ただし、これまで本書に何度か登場する脳由来神経栄養因子BDNFの発現には関与しないらしい）。また、酸化ストレスから脳を保護する効果もあるという。今後、さらに脳での役割がいろいろと明らかになるだろう。

アフリカ系住民は肌の色素が濃い。それはアフリカの強い日光から紫外線による害を防ぐのに適している。しかし、イギリスのような緯度の高い国において、肌の色が濃い人たちはビタミンD不足になりがちである。特に第2世代以降は発達期を通じて不足ぎみになる。それが脳の発達障害をきたし、統合失調症や自閉症のリスクを高める要因となると考えられている。

ビタミンD欠乏は、高齢者ではパーキンソン病やアルツハイマー病などの神経変性疾患のリスクを高めることもわかってきている。

うつ病リスクを高めるとの研究結果も

2013年2月、イギリスの権威ある学術誌である英国精神医学雑誌に、ビタミンDとうつ病との関連を明らかにする論文が発表された。ビタミン濃度とうつ病との関連を検討した過去の14の研究を解析（メタアナリシス）した結果、うつ病患者は健常者と比較して、血中ビタミンD濃度が低いと結論された。(1) うつ病の人はビタミンD濃度をチェックしてみる価値がありそうだ。

うつ病の中に季節性うつ病というタイプがある。日照時間の少ない冬〜春にかけてうつ状態になるが、夏は気分が落ち込むことはない。これはビタミンD欠乏が関係しているのではないかという説が有力である。実際、ヒトのビタミンD濃度は顕著な季節変動をすることが知られている。

それでは、ビタミンDの補充療法をすれば気分が持ち上がり、うつ病にも有効なのではないか？　と考えられるが、実際にその考えを支持する研究結果もある。

オーストラリアでの研究によれば、冬に44人の健康な大学生にビタミンDを5日間投与したところ、前向きな気分が増え、憂うつな気分が減ったという。[2]　季節性うつ病にビタミンD補充療法が有効であったという報告もある。[3]

ただし、有効でなかったという研究結果もあり、さらなる検討が必要だ。

筆者はロンドンに1年半滞在した。2年でなく1年半で終わらせたのは仕事の区切りということのほかに、一度経験したロンドンの冬をもう1回経験したくなかったということがあったように思う。これもビタミンDが関係していたのかもしれない……。

鉄は心の健康のカナメ？

鉄分、足りてますか？

鉄という漢字は金偏に「失」と書く。字のとおり、ヒトは鉄欠乏に陥りやすい。先進国では比較的少ないものの、おそらく世界で最も頻度の高い栄養素欠乏症であろうといわれている。

特に月経のある女性は鉄不足になりやすい。わが国の国民健康・栄養調査（2011年）によれば、30～40歳代女性の20％以上でヘモグロビン（血色素）値が低かった（貧血が疑われる状態は女性では12g／dℓ未満）。60歳以上の高齢者では、男性でもヘモグロビン値が低い人の頻度が高い（男性では14g／dℓ未満）。

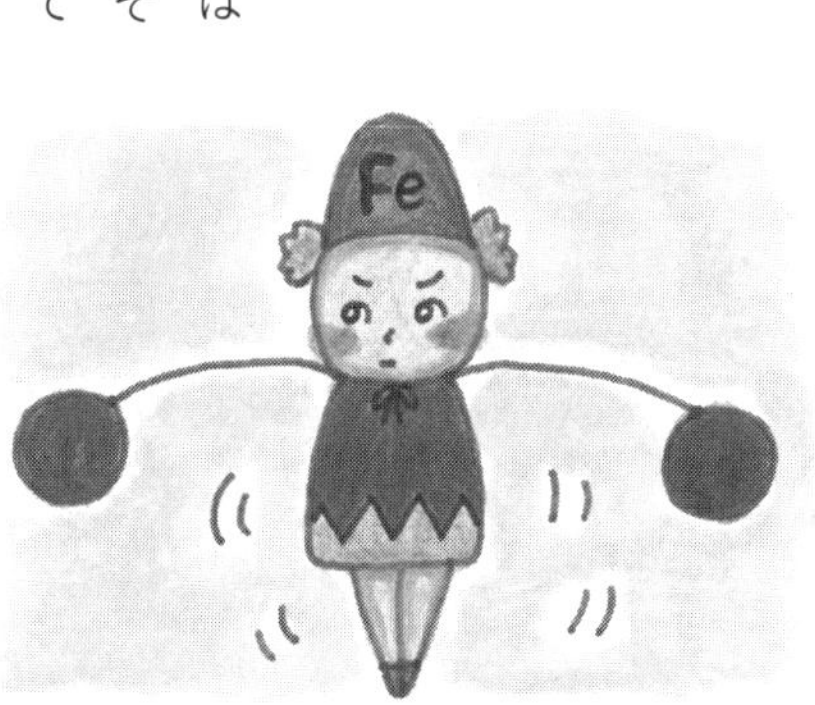

鉄は成人の体内におよそ3g存在し、種々のたんぱく質と結合している。ヘモグロビンの中には4個の鉄原子が含まれ、筋肉で酸素を貯蔵するミオグロビンには2個、血漿中の

鉄輸送を担うトランスフェリンにも2個、肝臓や脾臓、骨髄などの細胞にあって鉄を貯蔵するフェリチンにはおよそ4500もの鉄原子が含まれている。フェリチンは血液中にもわずかに存在し、血清フェリチン値は貯蔵鉄の量を反映する指標となる。値が低ければ、ヘモグロビン値が正常範囲内でも「潜在性鉄欠乏」ということになる。

鉄欠乏になりやすい理由として、食事から摂取した鉄分の吸収率が低い（およそ15％）ことがあげられる。というのも、鉄の過剰摂取は後述するように種々の弊害をもたらすため、どんどん吸収できては困るという事情があるのだ。

吸収率は食品によっても異なり、動物性食品（赤身の肉、レバー、貝などに多い）に多く含まれるヘム鉄は吸収されやすく、植物性食品（青菜、大豆製品などに多い）に含まれる非ヘム鉄は吸収されにくい。ビタミンCは鉄の吸収を促進する。

鉄欠乏とうつ病

鉄が不足すると鉄欠乏性貧血になることは有名だが、最近、うつ病リスクも高まることがわかってきた。鉄欠乏症では、疲れやすい、いらいら、興味・関心の低下、集中力低下などの症状が見られることが多く、これらはうつ病の症状と合致する点からもうなずける。

妊産婦は鉄不足になりやすい。胎児に酸素を供給するためヘモグロビンを増やす必要があり、特に妊娠後期に鉄需要が高まる。そして、出産のさいに出血（平均で300㎖程度）するため鉄が失われる。

事実、出産はうつ病の発症要因となる。産後4週間以内（広義では6か月以内）にうつ病を発症する場合は「産後うつ病」と呼ばれ、およそ十数％の女性が発症する。出産前後の女性ホルモンの急激な変化が関与すると考えられているが、鉄不足と関連するというデータが増えている。

アメリカの37人の妊婦の調査では、産後7日目に貧血を呈した女性は、貧血がなかった女性に比べて産後28日目におけるうつ症状スコアが有意に高かった。また、ヘモグロビン値が低いほど、うつ症状が高いという相関関係が見られた。[1]

スペインの729人の妊婦の調査では、65人が産後32週までにうつ病を発症したが、出産48時間後の血清フェリチン値と産後うつ病の発症には強い関連が見られた。フェリチン値が低かった者（7・26μg／ℓ未満）は、そうでない者に比べて発症リスクが3・7倍であった。[2]

話は妊産婦にとどまらない。九州の市役所職員528人の調査では、うつ症状を持つ男性は、血清フェリチン値が低い人に多かったという。[3]ただし、この研究では女性では関連が見られなかった。

筆者の経験を話そう。確かに、軽度の貧血や潜在性鉄欠乏を呈する人がうつ病患者さんの中に少なからず存在する。そうした患者さんには鉄剤をのんでもらい、鉄欠乏は速やかに改善する。しかし、うつ病もすっかり治るかといえば、事はそう簡単にいかない場合がむしろ多い。鉄欠乏はうつ病のリスクを高めるだろうが、それはいろいろな要因の一部であるというのが、実感である。

脚がむずむずしませんか？

鉄が不足するとドーパミンという神経伝達物質の機能を障害する。ドーパミン神経系は快感や意欲といった情動を司るのでうつ病にも関連するが、ドーパミンの機能異常が関与する知覚障害によって「むずむず脚症候群（レストレスレッグス症候群）」が発症することがある。

この症候群になると、脚にじっとしていられないような不快感が生じ、ずっと動かしていないといられなくなる。夕方～夜間に強まるため、睡眠障害をきたす。鉄欠乏ぎみの人、特に妊産婦は要注意だ。鉄の補充のほか、ドーパミンの作用を強める薬がよく効くので医師に相談するとよい。

過剰摂取にも注意

それでは、できるだけ鉄剤や鉄のサプリメントをとったほうがよいのか？　いやいや、漫然と長期にとり続けるのは非常によろしくない。何事も、過ぎたるは及ばざるが如し。鉄が過剰になると、いろいろな臓器で鉄沈着症をきたし、活性酸素による害（酸化ストレス）も促進する。脳では、認知症との関連が指摘されている。

したがって、鉄の補充をしている場合には、血液検査で過剰になっていないかよくチェックする必要がある。フェリチン値が改善したら、鉄の補充はストップしなければならない。筆者の臨床経験では、意外にすぐに過剰ぎみになるので要注意だ。

鉄を過不足なくとることは、心の健康にもカナメとなるようだ。

フェリチンの秘密

ガッテンできました？

「なんか先生が出てくると笑っちゃうな」

〝専門家〟としてNHKのカメラの前に立たされ、いきなり司会の立川志の輔さんからそう言い放たれた。喜んでいいのか、はたまた悲しむべきか。２０１４年４月９日放送のNHK『ためしてガッテン』の収録の冒頭での出来事である。

VTRに映っている自分は、おっしゃるとおり、滑稽に相違なかった。タレントのかたがたとは、どこがどうとはいわないが、なにかが違う。

それでも救世主のような顔をして、正面のドアからさっそうと現われてみた。出鼻をくじかれたうえ、なにを質問されるのか？　どぎまぎしながら、志の輔さんの前に立った。

「フェリチンというのがたいせつだってことは、いつごろからわかったンですかねェ？」

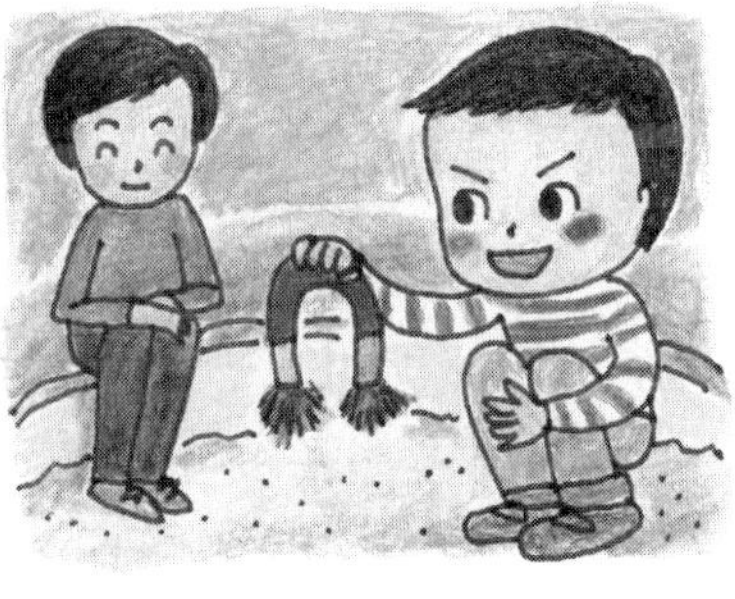

ときた。リハーサルで同じ質問をされて、アーウー、と昔の大平首相を演じていたにもかかわらず、やっぱりその質問？

「最近ですね」とアバウトな答えをしてごまかし、「むずむず脚症候群やうつ病の患者さんでは、健康なかたと比較してフェリチン値が減っている人が多いことが、最近わかってきたのです」と話の方向転換をはかる。

志の輔さんと小野文恵アナの間でくり広げられるアドリブを聴きながら、〈この人たちは天才ではないの？〉などと感心しているうちに、収録はあっという間に終了。筆者の滑《かっ》舌《ぜっ》不良の場面を撮り直すこともなし。〈テレビはアドリブが勝負だったのか！〉とひとりガッテンしてみても、時すでに遅し。

読者の中には、番組を見られたかたもおられるだろう。はたしてガッテンしていただけただろうか。

フェリチンと鉄不足

鉄の摂取が心の健康にも重要であることは、前項で書いた。復習になるが、血清フェリチン値は貯蔵鉄の指標である。

体内の鉄の量は、男性でおよそ3・5g、女性で2gだが、その多くはヘモグロビン（血色素）に使用されており、貯蔵鉄としてフェリチンに蓄えられているのは、男性でおよそ0・9g、女性で0・2gである。そうして、男女を問わずわずか0・1gが脳を含む全身の臓器にあって、酵素反応などに用いられる。たとえばドーパミンなどの脳内物質の合成や代謝にも鉄が必須である。

鉄の摂取が不足すると、まず貯蔵鉄が不足ぎみとなり（血清フェリチン値の低下）、さらに貯蔵鉄がほとんど底をついてからヘモグロビン（鉄を利用して作られる）の低下が起きて、それによって鉄欠乏性貧血となる。貯蔵鉄が残っているうちは、ヘモグロビンに優先的に使われる。

しかし、脳内で酵素反応に用いられる鉄は、貯蔵鉄が減ってきた時点（ヘモグロビン値は正常だが血清フェリチン値は低下）ですでに不足となるらしい。それがむずむず脚症候群やうつ病などと関係するという研究結果が蓄積されてきている。

つまり、こうした場合、「鉄欠乏性貧血による脳の酸素供給不足」では説明できない。そこで、「貧血が起きる前の鉄不足」をチェックできる血清フェリチン値の検査が重要であるというのが、ガッテンしていただきたい番組でのポイントである。

鉄剤が「魔法の薬」というのがこの番組のもう一つのメッセージである。鉄は、地球の重さの3分の1を占めるくらい、地球上に豊富にあるミネラルだ。子どものころ、磁石を地面の土につけると、砂鉄がたくさん付いてきたことを思い出す。なのに、鉄が不足する人が多いのはなぜだろうか。

それにはいろいろな要因があるだろうが、一つには、原初の人類にあっては、なにか食べるときには、おそらくいっしょに付着していた土の中に含まれる鉄分を摂取したのだろう。現代は、食事量は充分すぎるくらいであるにもかかわらず、食の製品化などの過程で鉄の摂取の機会が減っているのではないかと考えられる。

鉄不足だけではないフェリチンの有用性

血清フェリチン値は高すぎるのもよくないので要注意だ。血清フェリチン値が高くなるのには2つの場合が考えられる。一つは、鉄が体内で過剰になった場合。もう一つは、炎症（肝炎などの感染症、膠原《こうげん》病など）や悪性腫瘍（がん）があると、血清フェリチン値が高くなることが知られている。

鉄が過剰になると、いろいろな病気のリスクを高める。活性酸素による毒性が生じ、種々の臓器にダメージを与える。心不全、肝炎、肝硬変、糖尿病、悪性腫瘍、性機能不全、脳の神経変性疾患（アルツハイマー病など）etc のリスクを高める。生体には、鉄が過剰になっても体外に積極的に排出する機構がなく、せいぜい吸収をおさえるくらいの防御機構しかないことを知っておいていただきたい。近年、鉄のキレート剤で積極的に鉄を排出する治療法が、種々の病気で試みられるようになってきた。

一方、炎症や悪性腫瘍にかかると、鉄過剰がなくても、血清フェリチン値が高くなる（おそらく細胞が傷害されてフェリチンが血液中に漏れ出てくることによる）。したがって、これらの病態のバイオマーカーとして臨床でも活用されている。

血清フェリチン値は、鉄欠乏、鉄過剰、炎症・悪性腫瘍など種々の病態の指標となるなかなかのスグレモノだ。現在、健診などの項目には通常入っていないが、検査をやってみる価値は高いのは確かである。

リチウムや亜鉛は気分を改善させる！

リチウムによる気分安定作用

前項では、鉄を過不足なくとることが心の健康を保つうえでたいせつであることについて書いた。

それにしても、単なる金属イオン（ヒトに欠かせない栄養素の場合はミネラルと呼ばれる）が気分を改善するということに、なんとなく違和感を持つ読者も多いかもしれない。

しかし、躁うつ病などの気分障害に対して最も有効性が確立している薬物は炭酸リチウム（商品名：リーマス）であるという厳然たる事実がある。筆者自身、躁うつ病の患者さんによく処方させていただいている。〝躁―うつ〟の気分の波を減らし、躁病だけでなく、うつ病の治療や予防に有効な場合が多い。この薬をきちんと服用し、ソコソコ無理のない生活を送っている限りにおいては、かなり安定した経過をたどる人が多い。

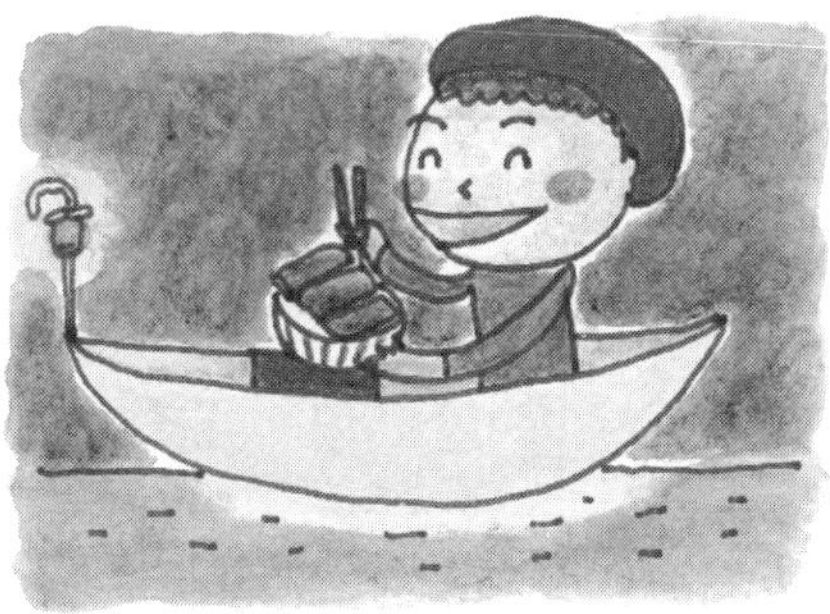

リチウム塩が躁病に有効である可能性については、19世紀あるいはそれ以前から指摘されていたが、躁うつ病に対する有効性がきちんと医学雑誌に報告されたのは1949年のことだ。オーストラリアの医師ジョン・ケイドによる。

脇道にそれるが、ケイド医師は第二次世界大戦中に軍医となってシンガポールに赴き、そこで日本軍の捕虜となって収容された。そのさい、同じ収容所にいた躁病患者を見ていて治療法を研究する気になったという。

リチウムが臨床でよく使われるようになったのは70年代からであるが、以来、長きにわたって、躁うつ病の治療薬の第一選択として君臨してきた。

それでは、「リチウムを含んだ食事を食べれば（水を飲めば）、気分が安定してよろしいのでは？」という疑問が湧こう。実際、水道水のリチウム濃度が高い地域では、自殺率が低いという結果を得た大分大学の調査もある。(1)

しかし、これに関連した不幸な歴史もある。40年代の米国では、高血圧患者に対する有効性なども期待され、食塩（塩化ナトリウム）の代わりに塩化リチウム（塩辛い味がするらしい）が売り出されたことがあり、それによって重篤なリチウム中毒患者が現われ、死亡者まで出たというのだ。

リチウムは、過剰に投与するとかなり危険である。そのためサプリメントやＯＴＣ医薬品（一般用医薬品）としては認可されていない。血中濃度をチェックしながら、医師の管理下で服用しないといけない。

亜鉛が不足した人生は味気ない

リチウムと同様に気分安定や抗うつ効果が期待されているものの中に、亜鉛がある。ただし、亜鉛はリチウムとは異なり、必須ミネラルであり、栄養として摂取すべきものとされている。

亜鉛は、成人男性では体内に2～3gあり、6割は骨格筋、3割は骨に存在するが、脳にも比較的多く存在する。特に神経細胞が情報伝達を行なうシナプスと呼ばれる部分に多く含まれる。

亜鉛は、遺伝子（DNA）を翻訳したり複製したりするのに必要な酵素が働くのに重要な役割を果たす。

亜鉛が不足すると、味覚障害になることが知られている。というのも、舌にあって味を感じる小器官である味蕾《みらい》は新陳代謝が活発であるために、亜鉛が不足すると味蕾の数が減ってしまい、味を感じなくなってしまうからだ。そのほか、皮膚炎や感染症にかかりやすくなり、目の暗順応（明るい場所から暗い場所に移ったときに目が暗さに慣れること）の障害も起きる。

発展途上国では、亜鉛不足が成長障害の重大な原因となる。ちなみに、亜鉛は精子や前立腺液の中にたくさん入っている。このことからも、亜鉛は人生の最初から成長に欠かせないミネラルであることがうかがえよう。

亜鉛不足でうつ症状

亜鉛が不足すると、うつ症状をきたしやすくなることも知られている。実際、うつ病患者の血漿中亜鉛濃度は、健常者と比較して低下しているという報告がある。(2) さらに、うつ病患者では健常者と比べて血清中亜鉛濃度が低いだけでなく、濃度が低い人ほどうつ病の症状が重かったという報告もある。(3)

動物実験では、ネズミに亜鉛を投与すると水の中でよく泳ぐようになる。これは、亜鉛には抗うつ作用があることを示唆する。(4)(5)

ヒトの臨床研究はいまだに少ないが、通常の抗うつ薬に加えて亜鉛のサプリメントを投与すると、抗うつ薬では治らなかったうつ病患者の症状改善に有効であったという報告がある。(6) 以上から、亜鉛は少なくとも一部のうつ病患者の治療や予防に有効である可能性が高い。

亜鉛は意外に不足しがち

亜鉛は動物性食品ではカキ、ウナギ、牛肉（赤身）、豚肉（レバー、赤身）などに多く、魚肉などには比較的少ない。植物では、全粒穀物に豊富に含まれているが、全粒穀物に含まれるフィチン酸や食物繊維は亜鉛の吸収を阻害するので、痛しかゆしだ。フィチン酸が含まれている食品からの亜鉛の吸収率を上げるには、動物性たんぱく質をいっしょにとるとよいとされる。

全粒穀物に野菜や魚をよく食べるといった、普通なら〝優秀な〟食生活を送っている人が、意外に亜鉛不足になっているかもしれない。そのほか、アルコールのとりすぎは亜鉛の排泄量を増やし、加工食品（スナック菓子やインスタントラーメンなど）のとりすぎはポリリン酸などの添加物によって亜鉛の吸収が阻害されるので要注意だ。

亜鉛が不足すると人生はまさに味気ないものになる。そんな感じがしたら、カキ、ウナギ、牛肉で元気をとり戻そう！

マグネシウムが不足ぎみ？気分安定のためにもご注意を

遺伝子研究とマグネシウム

筆者はじつは長らく精神疾患の分子遺伝学的研究に携わってきたこともあり、精神疾患の遺伝と環境について少々述べさせていただこう。

筆者が医者になる前の1960～70年代においては、精神医学の〝花形〟はフロイトの流れを組む「精神分析学」であった。精神疾患の原因は、幼児期の心の外傷体験に由来する葛藤によるのであって、それを治療者といっしょに想い出し、解決していくことが治療に結びつくという考え方である。

しかし、同じころ、精神疾患の家系調査や双子研究が行なわれ、統合失調症や躁うつ病のような精神疾患の発症には遺伝要因が強く働いていることを示す実証的データが発表されるようになった。

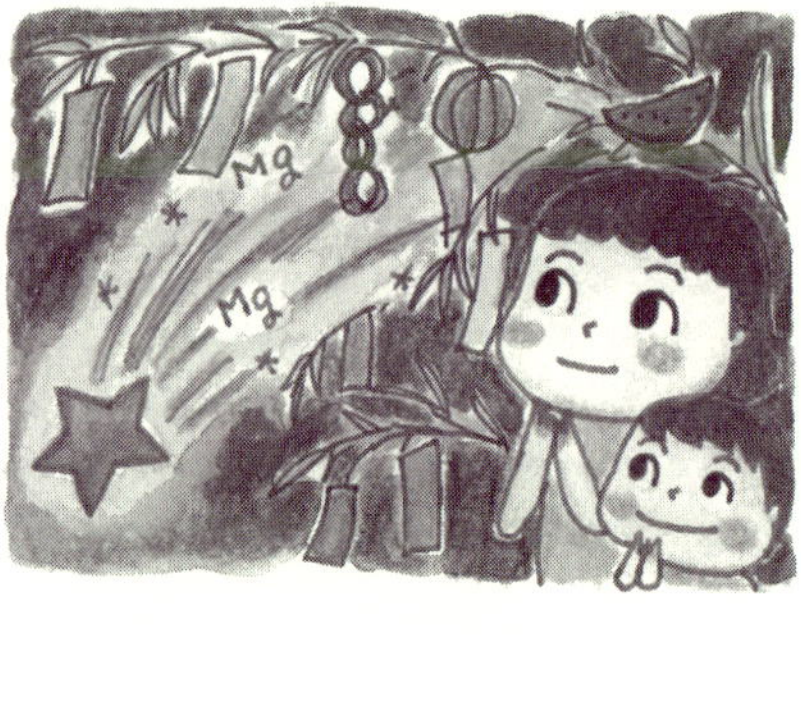

たとえば、一卵性双生児（＝遺伝子がほぼ１００％同じ）であれば、双子の片方が統合失調症を発症している場合に、もう一方の子も発症する率（発病一致率）はおよそ50％と高いが、同じ双子でも二卵性双生児（＝遺伝子はきょうだい関係と同じくらい異なっている）であると、発病一致率は10～20％程度にとどまることがわかった。

一卵性であれ、二卵性であれ、似たような養育環境で育てられることから、精神疾患の発症が養育環境で決まっているのであれば、一致率はもっと高くなるはずである。しかし、このように一致率に差があるのは、ＤＮＡがどのような配列をしているかということも、精神疾患の発症に重要な役割を果たしていることを示している。

そこで、筆者は精神疾患患者さんのＤＮＡを分析する研究を開始した。精神科医でありながら、ピペットを握ってＤＮＡを分析し始めたのは、今からおよそ20年前にさかのぼる。以来、「精神疾患の遺伝子を見つけるぞ！」と意気込んで研究を続けてきたが、なかなか確実な結果にたどりつけない。

これは、なにも筆者だけでなく、世界じゅうの学者にいえることである。つまり、統合失調症や躁うつ病などの精神疾患の確実なリスクとなるＤＮＡ配列はいまだに見つかっていない（ただし、アルツハイマー病の遺伝子はいくつか見つかっている）。

それはそうとして、遺伝子を解析するためには、患者さんから血液をいただいて、ＤＮＡを抽出し、目的とする遺伝子を大量に増やさないといけない。目的とする遺伝子領域を切りとるような物質と遺伝子の材料（核酸）をチューブに入れ、ＤＮＡ合成酵素を添加して増やす。そのさい、マグネシウムを反応液に入れなければ遺伝子は増えない。マグネシウム濃度を調節することが、実験がうまくいく一つのポイントとなる。濃度が高いと反応が起こりやすくなる反面、目的外の遺伝子も増えてしまうことがある。低すぎると遺伝子が充分増えない。

前置きがずいぶん長くなったが、マグネシウムはＤＮＡやたんぱく質の合成に必須のミネラルで、３００以上の生体反応に関与するといわれる。エネルギー産生にも必須であり、脳が正常に働くためにも重要であるのはいうまでもない。

マグネシウムは不足しがち

マグネシウムは成人の体内に約25g存在し、骨に約50～60％が貯蔵され、筋肉に25％、そのほか心臓、肝臓、脳や神経などに含まれる。99％が細胞の中にあり、血漿中に存在するのは１％弱である。

わが国におけるマグネシウムの一日の推奨量は、成人男性で３４０mg、成人女性で２７０mgとされるが（20～29歳の場合）、国民健康・栄養調査によれば、２０１４年の平均摂取量は成人男性で平均２２３mg、女性では１９６mgと、推奨量をかなり下まわっている。

この10年間で1割以上減少しており、今後さらに不足しがちになることが懸念される。食物や飲料の精製・加工の過程で失われやすいミネラルで、玄米100gあたり110mgに対し、精白米では23mgしか含まれていない。

マグネシウムは海藻、種実類、大豆製品、貝、全粒穀物などに多い。アルコールはマグネシウムの排泄を増やし吸収を減らす。利尿剤の服用や糖尿病でも排泄が増えるので注意が必要だ。また、カルシウムを多く摂取するとマグネシウムの排泄が増えることから、カルシウム摂取とのバランスが重要となる。

マグネシウムとうつ病

2009年に発表されたノルウェーの5708人の一般人口の調査によれば、食事調査によって推定したマグネシウム摂取量が少ないほど、うつ症状が高かったという。[1]

マグネシウムをうつ病治療に用いた研究はまだ少ない。血中マグネシウム濃度低下が見られ、うつ症状を併発した2型糖尿病の高齢者23人をランダムに2群に分けて、塩化マグネシウムで3か月間治療した群と抗うつ薬であるイミプラミンで治療した群とを比較したところ、うつ症状の改善効果は同等であったという報告がある。[2]

ただし、血中マグネシウム濃度とうつ病との関連は、これまでの研究で一致した結果が得られていない。上述のように血中に存在するマグネシウムはごく一部であり、かならずしも血中濃度の低下が脳内の不足を反映しているかどうか確かではない。

うつ状態と躁状態の両方を示す躁うつ病に対する治療研究もある。躁状態の改善に有効であったという報告がいくつかあり、(3)(4)(5) マグネシウムは前項で紹介したリチウムのような気分安定作用を持っている可能性がある。(6)

以上から、マグネシウムは精神疾患の栄養療法／薬物療法として有望であり、今後さらに検討していく価値がある。

冒頭で述べたように、精神疾患の研究は、かつて精神分析から分子遺伝学へとパラダイムシフトが起きたが、今後は、精神栄養学が大きな潮流になっていくのではないかと筆者は確信している。

n-3系多価不飽和脂肪酸とうつ病の微妙な関係

魚《とと》食ひて　エイコサドコサ　心地よか

これは、雑誌『栄養と料理』で「『うつ』をやわらげる」という特集記事（2012年5月号）を書いたときに作った川柳（?）で、本書の巻末にも再録している。

魚油に豊富に含まれているn-3系多価不飽和脂肪酸の「エイコサペンタエン酸：EPA」や「ドコサヘキサエン酸：DHA」を充分にとっていると、心筋梗塞などの心疾患の予防に有効であるのみならず、うつ病のリスクも下げるといわれている。

たとえば、フィンランドの3204人の成人を対象にした調査によれば、魚をほとんど食べない群は、魚をよく食べる群と比較して、うつ病の罹患率が高かった（1.3倍）という。[1]

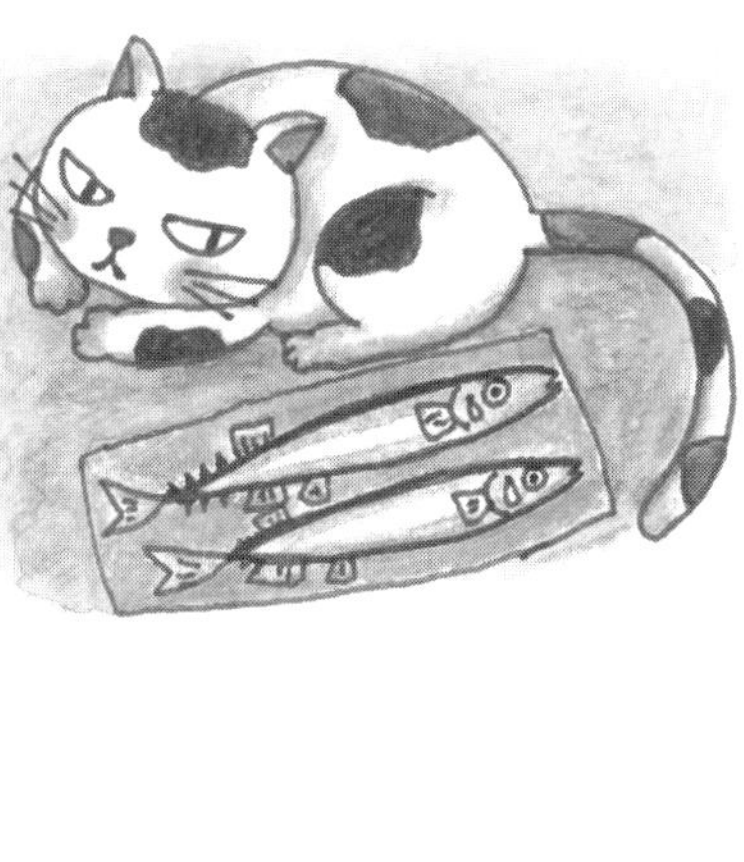

そして、うつ病患者の血液中の多価不飽和脂肪酸レベルを比較した過去14研究のメタア

ナリシス（複数の研究データの結果を統合し、より高い見地から分析すること）を行なった研究では、うつ病患者のＥＰＡやＤＨＡの濃度は、健常者と比較して低いと結論されている。[2]

これらの研究結果から、ＥＰＡやＤＨＡの補充療法は、うつ病治療に有効であることが期待される。

ただし、メカニズムはよくわかっていない。ＤＨＡは細胞膜に豊富に含まれており、不足すると神経細胞膜の機能が障害され、セロトニンやドーパミンといった神経伝達物質による情報伝達がうまくいかなくなるのではないかと考えられている。ＥＰＡは脳内には微量しか含まれていないが、ｎ-６系多価不飽和脂肪酸であるアラキドン酸の作用に拮抗し、炎症を抑制する作用があることが関係する、という説が有力である。うつ病では炎症を引き起こすような体内物質が上昇しており、それによって元気が出なくなる、という仮説に沿ったものだ。

うつ病への補充療法の有効性は疑問

実際、ＥＰＡやＤＨＡはうつ病治療に有効なのだろうか。

過去15のランダム化プラセボ比較試験※のメタアナリシス（被験者数合計９１６人）によ

※　被験者を、実薬を服用する群と、プラセボ（偽薬）を服用する群のどちらかにランダムに割り付け、薬の効果を比較する臨床試験のこと。

れば、EPA＋DHAのサプリメントでは、EPAを60％以上含んでいる場合には有効であったという。[3] ただし、用いられているEPAの一日投与量は研究によってかなり異なっており、200〜2200㎎と幅広い。摂取量はいろいろなのに、EPA：DHAの配分比だけが効果発現の決め手になる、というのもちょっと腑に落ちない。

有効性に疑問を呈する結果を得たものもある。2012年に『MOLECULAR PSYCHIATRY』という、精神医学の学術誌の中でも最も権威のある雑誌の一つに掲載された論文によれば、過去に行なわれた13のランダム化プラセボ比較試験のメタアナリシスを行なうと（被験者数合計731人）、n-3系多価不飽和脂肪酸がうつ病に対して有効であるというエビデンスは得られなかった。[4]

さらに、その論文によれば、n-3系多価不飽和脂肪酸の有効性に関する研究報告については、出版バイアスがあるという。つまり、有効であった結果は出版されるが、そうでない結果は出版されずに日の目を見ないままになっている可能性が高い。

また、うつ病でない人がn-3系多価不飽和脂肪酸を補充しても、気分はよくならないという結論を得たメタアナリシスもある。[5]

特に、日本人は諸外国に比べて魚の摂取量が多いため、平均的な日本人が、さらにEPAやDHAを補充することによって、うつ病の治療や予防にプラスの効果があるかと問われれば、疑問符がつくといわざるをえない。筆者らの調査でも、日本のうつ病患者と健常者とを比較したところ、血中ＥＰＡやＤＨＡ濃度が患者群で低いという結果は得られなかった。[6]

ベジタリアンのメンタルヘルス

ＥＰＡやＤＨＡは、魚油に豊富に含まれているが、その他の食品にはあまり含まれていないため、魚を食べない人は必然的に不足しがちだ。もし、そうであれば、極端な話、ベジタリアンの人たちは、ＥＰＡやＤＨＡが不足し、うつ病のみならず、心筋梗塞などの種々の生活習慣病のリスクがかなり高まるのではないかと危惧される。

しかし、菜食主義と身体的健康との関連については多くの研究があり、ベジタリアンの人たちは、そうでない人たちと比べて、健康状態は良好で、虚血性心疾患による死亡率も高くないと報告されている。[7]

メンタルヘルスに関する調査はいまだに少ない。ドイツでのおよそ４０００人を対象とした比較的大規模な調査（そのうち１・６％が完全なベジタリアンで、４・６％がほとんど肉や魚を食べないと報告したベジタリアンであった）によれば、ベジタリアンの人たちは、そうでない人たちに比べて、うつ病や不安障害が多かったという。[8] ただし、ベジタリアンになった年齢と精神疾患を発症した年齢を比較すると、前者のほうが高かったことから、この関係は、ベジタリアンであることが、精神疾患のリスクを高めるということによるのではなく、むしろ、精神疾患を発症したあとにベジタリアンに変更した人が多かったことによるのではないかと、研究者は述べている。つまり、菜食主義は、精神疾患の原因というより、結果ではないか、ということらしい。

一方、カリフォルニアのある特定のコミュニティーでの小規模な調査（60人のベジタリアンと78人の通常食の比較）では、ベジタリアンの人たちは、むしろうつ症状が少ないという結果を得ている。[9]

n-3系多価不飽和脂肪酸とうつ病の関係は、一筋縄でいかず、〝ビミョー〟である。また別の機会に掘り下げてみたい。

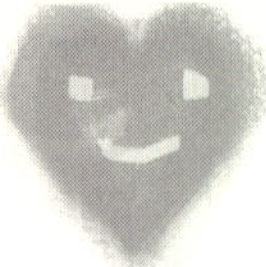

トリプトファンは精神安定にも不可欠なアミノ酸

甘いモノの効果

「いったい女は、どんな気持で生きているのかを考える事は、自分にとって、蚯蚓《みみず》の思いをさぐるよりも、ややこしく、わずらわしく、薄気味の悪いものに感ぜられていました。ただ、自分は、女があんなに急に泣き出したりした場合、何か甘いものを手渡してやると、それを食べて機嫌を直すという事だけは、幼い時から、自分の経験に依《よ》って知っていました。」

（太宰治『人間失格』より）

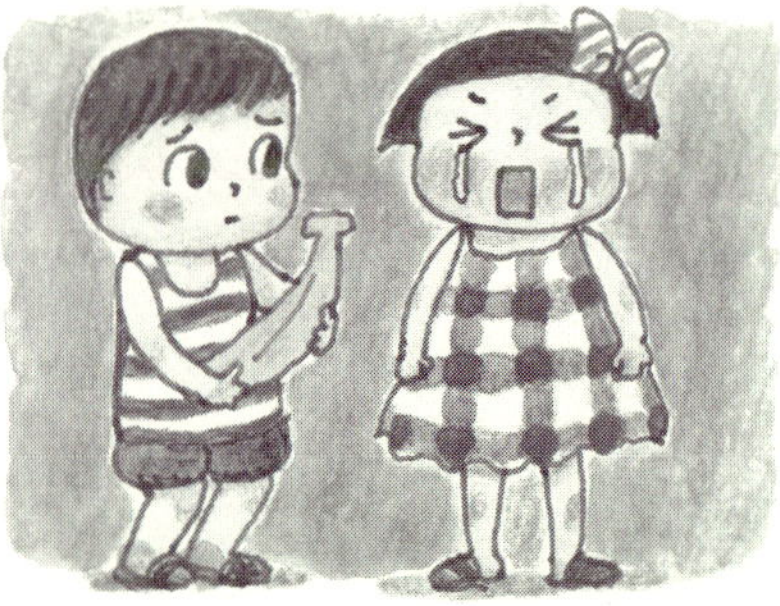

甘いモノに不安やうつなどの不快な感情や気分を一時的に解消する作用があることは、だれでも経験するところだ。朝から晩までデスクワークを強いられるような現代のオフィスでは、机の引き出しにチョコレートをしのばせておいて、ちょこちょこつまみながら仕

事をしている女性も多いらしい。

甘いモノを食べると、脳内で麻薬様物質や大麻様物質が増え、ストレスが軽減されることは「ストレス肥《ぶと》り」に関連して1章で書いた（40〜44ページ）。もう一つ、トリプトファンが関与するメカニズムが知られている。

トリプトファンとセロトニン

トリプトファンは、不可欠（必須）アミノ酸の一つであり、たんぱく質を構成する部品として働く一方、神経伝達物質のセロトニンや、睡眠を誘発するホルモンであるメラトニンの原料でもある。

トリプトファンは酵素反応によって5‐ヒドロキシトリプトファン（5‐HTP）を経てセロトニンになる。脳の松果体《しょうかたい》というところでは、周囲が暗くなるとセロトニンからメラトニンが合成される。

現在、よく使われているうつ病の薬（抗うつ薬）は、セロトニン再とり込み阻害薬という種類の薬である。神経細胞が放出したセロトニンが再び細胞内にとり込まれるのをブロックし、セロトニンの作用を長引かせる働きがある。

こういう薬がうつ病に効くことから、「セロトニン仮説」が生まれた。脳内のセロトニン不足がうつ病の原因ではないかというものだ。

　脳のセロトニンは、トリプトファンから合成される。

　トリプトファンが血液から脳内にとり込まれるためには、同じ種類のアミノ酸（長鎖中性アミノ酸――ほかにフェニルアラニン、チロシン、バリン、ロイシン、イソロイシン）を輸送するたんぱく質に結合して、脳内に運んでもらう（＝血液脳関門を通過する）必要がある。

　このとき、他の長鎖中性アミノ酸が多いと、トリプトファンがこの輸送たんぱく質に結合しにくくなってしまい、脳に入る量が減少する。しかし、炭水化物や甘いモノを食べてインスリンが分泌されると、骨格筋においてアミノ酸のとり込みやたんぱく質合成が促進され、トリプトファン以外の長鎖中性アミノ酸の血中濃度が減少する。それによって、トリプトファンが輸送たんぱく質に結合しやすくなり、脳内に多く運ばれるというメカニズムが古くから知られている。(1)

　これによって、甘いモノを食べると脳内のセロトニンも増加するのだ。

トリプトファン不足とうつ病

　逆に、トリプトファンの含有量が少なく他のアミノ酸が多く含まれている食品や飲料を摂取すると、血中トリプトファン濃度、脳内のトリプトファンやセロトニンの濃度が一時的に下がる。実験でこのような処置（トリプトファン涸渇法）をすると、過去にうつ病を経験したことがあるような、うつ病になりやすい体質の人では、気分の落ち込みや一時的なうつ状態を引き起こすという。[2]

これは前述のセロトニン仮説をある程度支持するものだが、それだけでうつ病を説明するには無理があることを付記しておこう。抗うつ薬が効いてくるには通常、2～6週間を要することからも、セロトニンを一時的に増やしても根本的な治療にはならない。

うつ病の血中トリプトファン濃度を調べた研究では、うつ病患者で低下しているという報告が多い。これは、食事由来のトリプトファンが少ないか、あるいは、トリプトファンの代謝が亢進していることによると考えられる。

話が複雑になって申し訳ないが、大部分のトリプトファンは、セロトニンになるのではなく、肝臓などで代謝されてキヌレニンという物質になる。

体内で炎症が起きると炎症性サイトカインという物質が産生され、トリプトファンをキヌレニンに代謝する経路を活性化する。ストレス時に放出されるホルモン（コルチゾール）も、キヌレニンへの代謝を促進する。これらは血中トリプトファン濃度を減少させる。

炎症やストレスで元気がなくなるのは、このメカニズムが働いているのではないかという仮説が、近年、注目されている。

トリプトファンの補充

トリプトファンや5-HTPをサプリメントとして摂取すると、うつ病に効果があるという報告もある。しかし、個々の研究の質はあまり高くないので、結論を出すのは時期尚早だ。(3)

トリプトファンや5-HTPは、海外ではサプリメントとして入手可能である（メラトニンも）。トリプトファンに比較して、5-HTPは血液脳関門を通過しやすいという利点がある。また、ある種のたんぱく質（牛乳から得られるホエイたんぱく質やかぼちゃの種から得られるたんぱく質など）はトリプトファンを多く含んでいるので、より自然な補充ができるものとして活用できる可能性が指摘されている。

トリプトファンは、たんぱく質を構成する20種類のアミノ酸の中でも最も量が少なく、いろいろな食品の制限アミノ酸※になっている。ただし、通常の食事をしていれば、トリプトファン不足になることはまずない。ちなみに、トリプトファンは、牛乳、肉、魚、ナッツ、納豆、卵、バナナなどに多く含まれる。バナナは簡単に食べられるし、糖質も豊富に含まれる。

もし、女性が急に泣きだしたら、バナナを手渡すのが一番効果的かもしれない……？

※　各種不可欠アミノ酸の必要量の比率から見て、その食品の中で不足しているアミノ酸のこと。

日本食と脳へのグルタミン酸シグナル

『太る脳、痩せる脳』

２０１３年９月、とある栄養学の講演会にご招待いただき、うつ病と栄養に関する話をさせていただいた。

その懇親会の席で、食品中のアミノ酸機能に関する研究で有名な鳥居邦夫先生㈱鳥居食情報調節研究所代表）にお会いし、そのさい『太る脳、痩せる脳』（日本経済新聞出版社、２０１３年）というご著書をいただいた。

鳥居先生は、「論文１０００本を目指しています」とおっしゃり、すでに８００以上の論文を書かれているという。

「昔は山手線の中でも論文を書いていました」

新幹線の中でさえ、論文を読みだすとすぐに寝てしまう筆者は、下を向くほかはなかっ

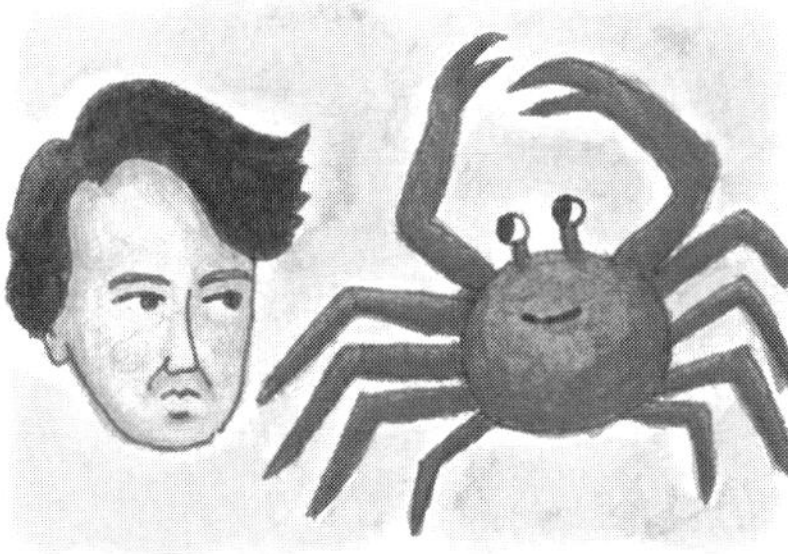

た（このパワーは、いったい、どこからくるのだろう……？）。

超一流サイエンティストの書かれた本は説得力があり、このたびじっくり読んで、勉強させていただいた。先日、地下鉄の中で拝読していたところ、眠ってしまうどころか、夢中になってしまい、気がついたら降りるべき駅を通り過ぎてしまっていた。

グルタミン酸が伝える脳へのシグナル

鳥居先生は、味の素（グルタミン酸ナトリウムを主成分とする）の研究所で研究されていたこともあり、グルタミン酸に関する優れた研究を多数発表されている。ちなみにグルタミン酸は、大脳皮質の中にある神経細胞（ニューロン）のおよそ7割が、神経伝達物質として用いているアミノ酸である。したがって、脳ではきわめて重要な役割を果たしている。緑茶の主要なアミノ酸成分であるテアニンもグルタミン酸と類似の化学構造をしており、さまざまな向精神作用を持つことが示唆されている（148〜152ページ参照）。

グルタミン酸は、食べ物を摂取した情報を脳に伝えるさい、味覚（うま味）のほかにも重要な働きをしているという。たんぱく質は20種類のアミノ酸で構成されているが、たんぱく質が胃の中に入ったことを脳に知らせるのは、遊離のグルタミン酸が受容体に結合し、迷走神経（胃枝）を介してシグナルが脳に伝わるメカニズムが働いているという。糖類や他のアミノ酸ではその信号がほとんど伝わらない。

信号が伝わると、脳から消化を促すよう消化器官に命令が下され、消化液の分泌が促進され、腸の上皮細胞が栄養を吸収しやすい環境が整えられる。同時に、満足感が得られ、その後は食欲がおさえられるという。

食べ物が胃から小腸に入ると、グルタミン酸以外にも、グルコース（糖）や油脂（脂肪）、食塩などで脳が活性化されるが、グルコースと油脂は、脳の「報酬系」（＝依存症のようなやみつき現象と関係する領域）も活性化するので、食べすぎになりやすい。しかし、グルタミン酸や食塩にはそうした作用がない。

さらに、食事中のたんぱく質が充分であり、摂取アミノ酸バランスがよいと、塩分をあまり欲しがらなくなるという。

うつ病と関連が深い脳領域として「扁桃体《へんとうたい》」という脳構造があるが（195ページ～参照）、食べ物の好き嫌いも、扁桃体とその隣にある海馬《かいば》で幼少期から記憶されていることに基づくという。だれでも「おふくろの味」が好きであり、こんぶやカツオのだしによるうま味を中心においた日本型食事の味つけを好むようになるのは、そうした記憶（刷り込み）によるる。このような伝統的日本食が、いま世界的に評価されている。

とにもかくにも、人間の食べ物の味、満足感、好き嫌い、日本食のよさ、などについて科学的に理解したいかたは、この本を読まれるとよい。ただし、乗り過ごしには要注意だ。

太宰治の確信

今回も太宰治に登場していただこう。檀一雄の『小説 太宰治』（岩波書店）には以下のような一節がある。

「鮭缶が丼の中にあけられた。太宰はその上に無闇と味の素を振りかけている。『僕がね、絶対、確信を持てるのは味の素だけなんだ』」

これは、檀が太宰の家を初めて訪ねて行ったときの逸話である。檀はこの直後、太宰に向かっていう。

「君は――天才ですよ。たくさん書いて欲しいな」

そうして、太宰にとって檀は、有名な『走れメロス』のモチーフ――命を賭して信用できる友――となる。

なにかと疑い深く、はにかみ屋であった太宰が、「絶対、確信を持てる」というのだから、たいしたモノである。実際、太宰は『HUMAN LOST』という小説の中で次のように述べている。

「私は、筋子に味の素の雪きらきら降らせ、納豆に、青のり、と、からし、添えて在れば、他には何も不足なかった。」

太宰にとって味の素がどのような効果をもたらしたのか知る由もないが、当時の貧しい食環境においても、筋子や納豆といった良質のたんぱく質＋グルタミン酸で、満足感を得る術を体得していた、ということだろう。

また、妻である津島美知子の『回想の太宰治』によれば、「食べて育った魚、食べ馴れた郷里の味覚には、特別の情熱を抱き、いつもそれを渇望していた」そうである。特に、蟹《かに》が好物であったらしい。

太宰は、38歳までの短い人生の中で、ワープロもない時代に、分厚い全集にして10巻以上にもなるほど、数多《あまた》の作品を残した。それを支えたのは、郷土の味と、豊富なグルタミン酸の脳へのシグナルであった可能性がある。

過敏性腸症候群のおなかの中でなにが起こっているのか⁉

頭とおなかのコミュニケーション

おぼしき事言はぬは、げにぞ腹ふくるる心地しける。
かかればこそ、昔の人は、物言はまほしくなれば、
穴を掘りては言ひ入れ侍《はべ》りけめ　（『大鏡』序より）

いいたいこともいえずにストレスがたまると、おなかの中になにかたまったような感じがしてすっきりしない。「腸《はらわた》が煮えくり返る」ことも多かったろう。そういうとき、昔の人は穴を掘り、それに向かって吐き出して気分を晴らした、というのだ。

いいたいことがいえると、気分がすっきりして、心の病からも解放される。これを精神分析用語で「カタルシス」という。カタルシスの本来の意味は、「排便」である。

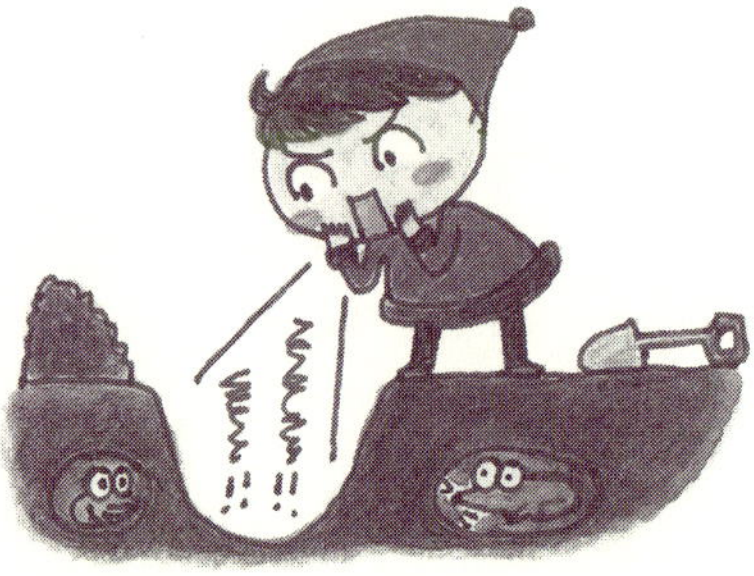

科学の世界では、心とおなかの関係は「脳腸相関（brain-gut interaction）」という言葉で語られるようになった。この相関は、統計用語の相関（correlation）ではなく、相互に関与し合うという意味である。

考えてみれば、神経系というのは、消化管から効率的に食物・栄養分をとるために進化したのであろうから、脳と消化管とが相互作用しているのは、しごくもっともな話だ。脳は中枢神経系（central nervous system）といわれ、１０００億個以上の神経細胞（ニューロン）を含むというが、腸にも1億個以上の神経細胞からなる腸神経系（enteric nervous system）という立派な神経系が存在している。

そして、単に腸と脳が相互作用するのではなく、そこには腸内細菌が大きな役割を果たしているということがわかってきた。いわゆる「善玉菌」や「悪玉菌」と脳機能とが相互作用していることを示す研究結果が蓄積されてきている。

近年では、腸内細菌を詳細に調べるための技術も進歩し、腸内の微生物群が腸を介して脳に影響を与え、逆に脳が腸を介して微生物に影響を与える系（microbiome-gut-brain axis）がクローズアップされ、そのメカニズムに関して分子レベルで詳細に検討する研究が大きく発展しつつある。

ストレスと過敏性腸症候群

脳で感じたストレスがおなかの調子に影響して起こる代表的な病気に「過敏性腸症候群(irritable bowel syndrome: IBS)」がある。直接的な障害は腸に見られないにもかかわらず、慢性的に下痢や便秘、腹部違和感、腹痛をくり返す。特に、緊張するような場面では腸が過敏に反応しておなかの調子が悪くなるため、仕事もやりにくくなるなど、生活面での支障も大きい。先進国では成人の10~15%の人がこの病気で苦しんでいるという。

過敏性腸症候群でも、腸内細菌が重要な役割を果たしている。というのも、腸内でなんらかの感染症を起こした人は、過敏性腸症候群を発症しやすくなることがわかっている。出血性大腸菌O-157や、カンピロバクターなどの食中毒菌による腸炎を起こし、しばらくしてから発症するようなケースが少なくない。このことから、過敏性腸症候群の発症には腸内細菌叢《そう》のかく乱や腸の炎症が大きな役割を果たしていると考えられている。

実際、患者の腸内細菌叢を分子生物学的な方法で調べると、ビフィズス菌などの善玉菌が減っているとか、悪玉菌のクロストリジウムやベーヨネラが増加していたといった報告がある。

細菌の種類だけでなく、数が増えている(異常増殖)という説もある。細菌の数が増えると、腹部膨満感、ガスの貯留(鼓腸)などの症状が現われる。そして、腸の粘膜の細胞には細菌を感知して炎症反応をきたす受容器も備わっているため、患者の腸粘膜には軽い炎症性変化が見られることが多い。炎症により免疫が活発になると、腸の動きが影響を受け、腸の内臓知覚も過敏になって腹痛の原因となる。

病気は悪循環がつき物であるが、過敏性腸症候群では、「腸内細菌叢の乱れ→腹部症状（下痢・便秘、腹痛）→ストレス→さらなる腸内細菌叢の乱れ」という悪循環が形成されていると考えられる。

脳で感じるストレスと腸内細菌とのどちらがニワトリでどちらが卵かは、ケースバイケースであろうし、たいていの場合、ストレスと腸内細菌が手に手をとって病気を進行させていくのであろう。

〝腹の虫〟をなだめるには？

過敏性腸症候群の治療では、便の性状を整える薬や消化管の運動を調整する薬のほかに、向精神薬（抗不安薬や抗うつ薬）も用いられる。

こうした治療法に加えて、腸内細菌叢における善玉菌と悪玉菌のバランスを改善するプロバイオティクス（乳酸菌を用いた発酵食品など）やプレバイオティクス（食物繊維やオリゴ糖など、消化管上部で吸収・分解されず、大腸で善玉菌の栄養源となってその増殖を促す食品）

による治療法が効果的であることを示すエビデンスも蓄積されてきている。こうした治療や食生活によって腸内細菌叢が改善されると、腸の表面をおおう細胞のバリアが強化され、粘膜の炎症が減ることによって種々の症状が改善されると考えられる。

〝頭に来る〟ことによって、〝腹の虫がおさまらなくなる〟のに対処するには、やはり食事が重要ということになる。

次項では、腸内細菌とストレスやうつ病との関係について見てみたい。ちなみに、過敏性腸症候群の患者の半数近くがうつ症状を持っているとか、うつ病患者の30％が過敏性腸症候群を合併しているといった数字もあるのだ。

腸内細菌の改善はうつ病にも効果がある!?

腸内細菌のたいせつな役割

ヒトが食べるのは、自分が生きていくためであろうが、じつはそれだけではない。というのも、ヒトの腸の中には、100兆個もの細菌が棲んでいて、この数は一人の人間を構成している細胞の数よりも多い。ひょっとすると、ヒトは腸内細菌のために、毎日あくせく働いて食べ物を手に入れ、せっせと栄養を運んでいるのかも……。

そうした腸内細菌は、われわれが苦労して得た食べ物を搾取するだけではない。そのお礼に、食物繊維由来の多糖類から短鎖脂肪酸※を作ってエネルギーを供給したり、ビタミンK、B_6、ビオチンなどを供給してくれる。免疫系の発達にも重要な役割を果たしており、腸で抗原刺激を与えることによって免疫細胞を〝鍛えて〟くれる。ヒトと腸内細菌とは互

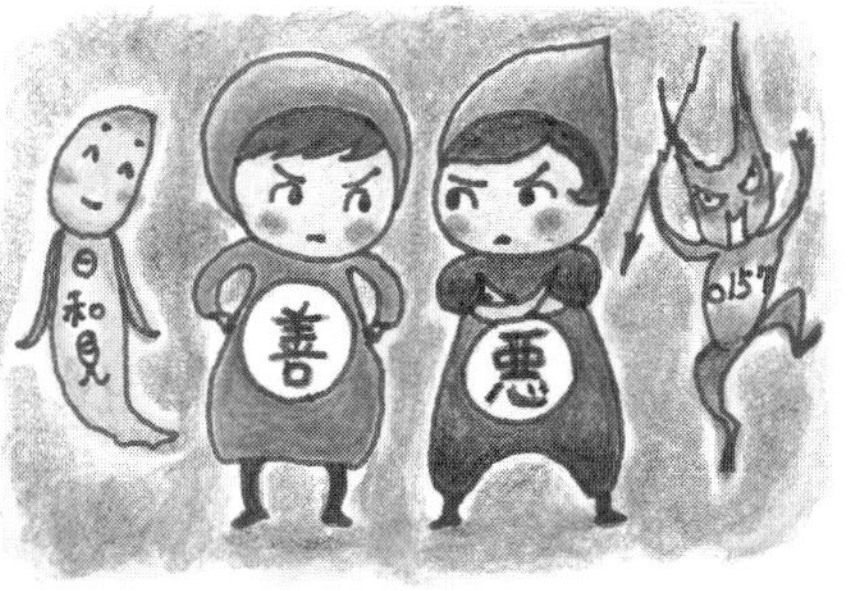

※　炭素の数が6個以下の脂肪酸で、酢酸、プロピオン酸、酪酸などが含まれる。

いになくてはならない存在――共生関係にあるのだ。

しかし、その腸内細菌たちも、われわれが腸に送り込む食べ物を安穏と待っていればよいわけではない。細菌同士で熾烈な縄張り争いをくり広げているらしい。

この争いによって、人間にとってつごうのよい「善玉菌」と反対の「悪玉菌」とのバランスが変わってくる。日和見《ひよりみ》菌というのもいて、善玉菌が優勢になればそちらにつき、悪玉菌が優勢になれば悪玉菌のようになってしまうタイプの菌だ。そうして、ときには、病原性大腸菌O‐157のような〝反乱者〟が現われて、大騒動になることもある。

なんとなく、どこかで見たことがあるような構図ではないか。

ストレスによるホルモン反応

話は変わるが、ヒトはストレスにあうと主としてホルモンを用いて対処する。一つは交感神経系を介してアドレナリンなどを出して事態に備える。もう一つは、視床下部――下垂体――副腎系によって行なわれる一連の反応である。ちょっと複雑だが、ストレスについて考えるには必須事項なので覚えておいてもらいたい。

ヒトはストレスにあうと、脳の中央部にある「視床下部」という場所がそれを感知してホルモン（ＣＲＨ）を分泌し、それによって「脳下垂体」からもう一つのホルモン（ＡＣＴＨ）

が分泌され、それが血液をめぐって信号を伝え、最終的に「副腎」（腎臓の上に乗っている小さな臓器）からグルココルチコイドというホルモンを放出させる。火事が起きたら、バケツリレーをするようなものだ。

アドレナリンが出ると心臓がドキドキしたりして、緊張するのはだれでも体験ずみだろう。グルココルチコイドは、糖新生、抗インスリン作用などによる血糖の維持、電解質作用による昇圧作用、抗炎症作用などを持ち、やはりストレス状況に適応しやすい態勢を整える。が、ストレスが続いてグルココルチコイドの過剰が長引くと、脳の海馬などにダメージを与え、うつ病発症の要因となることが、最近わかってきた。

腸内細菌はストレス反応に影響を与える

生まれるときからずっと無菌的な環境で養育すると、腸内細菌が存在しない「無菌マウス」を作ることができる。そのようなマウスは、通常のマウスに比べて、ストレス（狭い所に閉じ込めるなど）を与えたときの視床下部——下垂体——副腎系（前出のバケツリレー）の反応が亢進しているということを、日本の研究者（九州大学須藤信行教授らのグループ）が報告した。(1)

おもしろいことに、この無菌マウスを通常のマウスに戻すとストレス反応も減弱（改善）した。さらに、無菌マウスの腸内にビフィズス菌（善玉菌）の一種だけを加えたマウスでもホルモン反応が減弱したが、バクテロイデス（日和見菌）では減弱しなかったという。以上から、腸内細菌はストレスに対するホルモン反応に影響を与え、それも菌の種類によって違いがあるということがおわかりだろう。

「うつ病モデル動物」の実験でも興味深い結果が得られている。生まれたばかりのラットを一定時間母親ラットと離して養育すると、成体になってからうつ病と似た行動を示すようになる。

話は少し脱線するが、筆者はおよそ20年前、うつ病患者では健常者に比較して、若年期に母親を死別や離婚で失った者が多いことを報告したことがある。[2] ちなみに、父親の喪失は、うつ病リスクとあまり関係がなかった（残念ながら）。

話を戻して、そのうつ病モデル動物では、視床下部──下垂体──副腎系の活動が亢進し、モノアミン（アドレナリン、ノルアドレナリン、セロトニン）という元気を出すための脳内物質が減少する。ところが、このラットにビフィズス菌（プロバイオティクス）を投与すると、うつ病様行動が改善し、モノアミンも改善したという。[3] つまり、ビフィズス菌には抗うつ作用がある可能性が示唆されたのだ。

ヒトでの研究でも

うつ病患者に対するプロバイオティクスの効果に関するエビデンスはいまだにほとんどないが、乳酸菌やビフィズス菌を30日間投与された人は、プラセボ（偽薬）を投与された人と比較して、ストレス症状（うつ、不安、身体症状など）が有意に減少し、ストレス対処法も改善し、尿に排出されるグルココルチコイドも減少したという。[4] プロバイオティクスを含むヨーグルトが気分を改善したという別の報告もある。このような研究成果から、今後、うつ病患者における臨床試験が試みられる日も近いだろう。

ストレスが強くてうつぎみのかたは、プロバイオティクス（乳酸菌を用いた発酵食品など）やそれを促進するプレバイオティクス（オリゴ糖や食物繊維）を試してみる価値がありそうだ。これらはうつ病のみならず、前項で紹介した過敏性腸症候群や、ほかのいろいろな生活習慣病にも効果的である。

また、抗菌剤（腸内細菌を殺してしまう）の服用も必要最少限にとどめておくべきという指摘もある。腸内細菌とうまくつき合うのは、活力ある生活を送るための重要ポイントの一つといっていい。

心に作用する？すてきな腸内細菌

サイコバイオティクス

腸内細菌叢《そう》（腸内フローラ）の善玉菌と悪玉菌のバランスを改善して、人体によい影響を与えるような微生物やそれを含む製品をプロバイオティクス（食品ではヨーグルト、乳酸菌飲料など）といい、善玉菌の成長を促し腸内細菌の改善に有効なものをプレバイオティクス（食物繊維やオリゴ糖）、両者を組み合わせることによってさらに効果を上げることをシンバイオティクスという。

こうした食品が、過敏性腸症候群やうつ病のような、ストレスに関連した心身症や心の病気に有効であることを示唆するエビデンスが増えつつあることは、すでに述べたとおりである。

そうして2013年、「サイコバイオティクス（psychobiotics）」という用語が生まれ

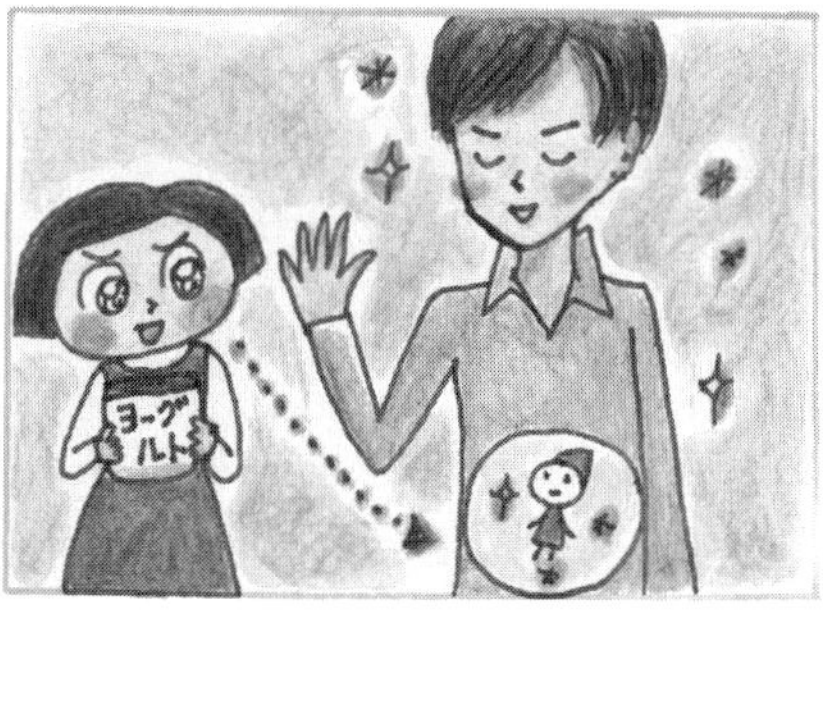

た。[1] サイコバイオティクスとは、心（psycho-）の病気を改善する作用がある生きた微生物、ないしその製品ということになる。

このような用語が生まれた背景に、腸内細菌が脳や神経にもたらす効果に関する研究が急速に進んでいるという事実がある。

その結果、腸内細菌が関連することがわかってきた心の病気も増えている。たとえば、自閉症や慢性疲労症候群だ。

自閉症（自閉症スペクトラム障害）児の腸内細菌を調べると、健康児と比較して、炎症性腸疾患の頻度が高い。また、ある種の菌（クロストリジウム属）のタイプに違いが見られたという研究結果や、[2] *Sutterella* という種類の菌が増えていたという報告もある。[3][4] さらに、さまざまな菌種に関する検討が進んでいる。

慢性疲労症候群でも、いくつかの菌種で健常者との間で差が見られたという報告が複数ある。ただし、これらはまだ研究が始まったところであり、結論づけるにはまだ時間がかかるだろう。

注目され始めた〝便移植〟

腸内細菌を改善する単刀直入な方法として、近年、〝便移植〟が注目されている。

いや、冗談ではない。2013年8月30日の『サイエンス』――いうまでもなく最も権威ある自然科学の学術誌の一つ――でもくわしく紹介されている。[5] この記事によれば、他の人の便を患者に移植するという方法は、古くから行なわれていたらしい。4世紀の中国で便を治療に使ったことの記録がすでにあるそうだ。現代では、1958年にコロラド大学にいた、その名もベン・アイゼマンという外科医が、偽膜性大腸炎という病気に用いて効果があったという報告がある。[6]

偽膜性大腸炎とは、抗菌薬（抗生物質）の投与により、腸内細菌叢のバランスがくずれ、ある種の菌（クロストリジウム・ディフィシル）が異常に増え（これを菌交代現象という）、毒素（エンテロトキシンなど）を産生して腸管粘膜を傷つけ、偽膜を形成するやっかいな病気である。クロストリジウム・ディフィシルは多くの抗菌薬に耐性を示し、重症な場合、死亡することもある。事実、米国では年間1万4000人以上がクロストリジウム・ディフィシルによって亡くなっているという。抗菌薬も、むやみに使うものではない。

便移植法は、あまり注目されていなかったが、最近になって見直され、クロストリジウム・ディフィシル症の治療に有効であることが、厳密な臨床試験によって示された。2013年1月に『ニューイングランド・ジャーナル・オブ・メディスン』という医学のトップ・ジャーナルに掲載された論文[7]によれば、便移植を行なった群では100％に近い患者が治癒したが、薬物療法で治療した群や薬物療法＋腸内洗浄を行なって治療した群の治癒率は20〜30％であったという。

ちなみに、便移植は、多くの場合、健康な近親者をドナーとして行なわれる。この研究の場合、便をとかした液を、鼻から入れたチューブを通して十二指腸に〝移植〟する方法がとられた。

心の病気の治療にも効果？

この便移植は、その後、さまざまな疾患に試みられるようになってきている。慢性便秘症、潰瘍性大腸炎、クローン病といった腸の病気にとどまらず、メタボリック症候群や糖尿病にも試みられ、効果があったという報告もある。冒頭で述べた心身症や心の病気に用いた例もあり、過敏性腸症候群のほか、自閉症、慢性疲労症候群、うつ病などに関する報告もある。ただし、うつ病に関しては、まだ多数例での報告はないようだ。

もし、便移植がそれほど有効なら、「理想的な腸内細菌」を持つ人は、羨望の目をもって見られるようになる日がやって来るかもしれない……。

もちろん、将来的には便移植ではなく、特定の菌を投与する方法が行なわれるようになるだろう。今後は、どのような菌の投与が治療に有効でかつ安全性が高いかといった研究が盛んになると思われる。食品によって腸内環境を整えることの重要性とその科学的研究も加速するだろう。

たかが便、されど便。いまや、ただ快便であればそれでいいというものではない。これからは、便の中身が肝心、ということになってくるのではなかろうか。「すてきな腸内細菌の持ち主になるための料理」といったレシピ本が出版される日が来るかもしれない……。

なお、本コラムを読んで、みずから便移植をやってみようという、勇猛果敢な読者がおられるかもしれないが、安全性が確立され、きちんと医療技術として確立するまでは、控えられるのが賢明であることを申し添える。

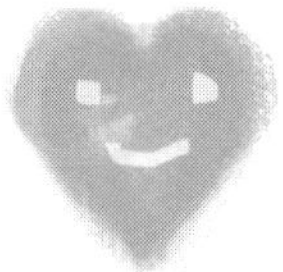

日本の伝統文化のみなもと 緑茶のマルチパワー

巧詐《こうさ》は拙誠《せっせい》に如《し》かず

２０１２年11月、水戸で行なわれた栄養の専門職の先生がたの講演会に呼んでいただいた。

病院や学校といった施設の栄養士の先生方にとって、「メンタルヘルスをサポートする栄養を届けたい」という意識は高く、多少ともその助けになれるのであれば、これほどうれしいことはない。

そのさい、筆者は以前より一度訪れてみたいと願っていた日本三名園の一つ、偕楽園《かいらくえん》に立ち寄ることができた。

偕楽園の名は、水戸藩第９代藩主徳川斉昭《なりあき》が、藩の人々と偕（とも）に楽しむことを目的として造園したことに由来する。しかし、この庭園は斉昭にとって「快楽園」であったに違いないことは、言わずもがなであろう。庭の中腹には玉のような美しい水をこんこん

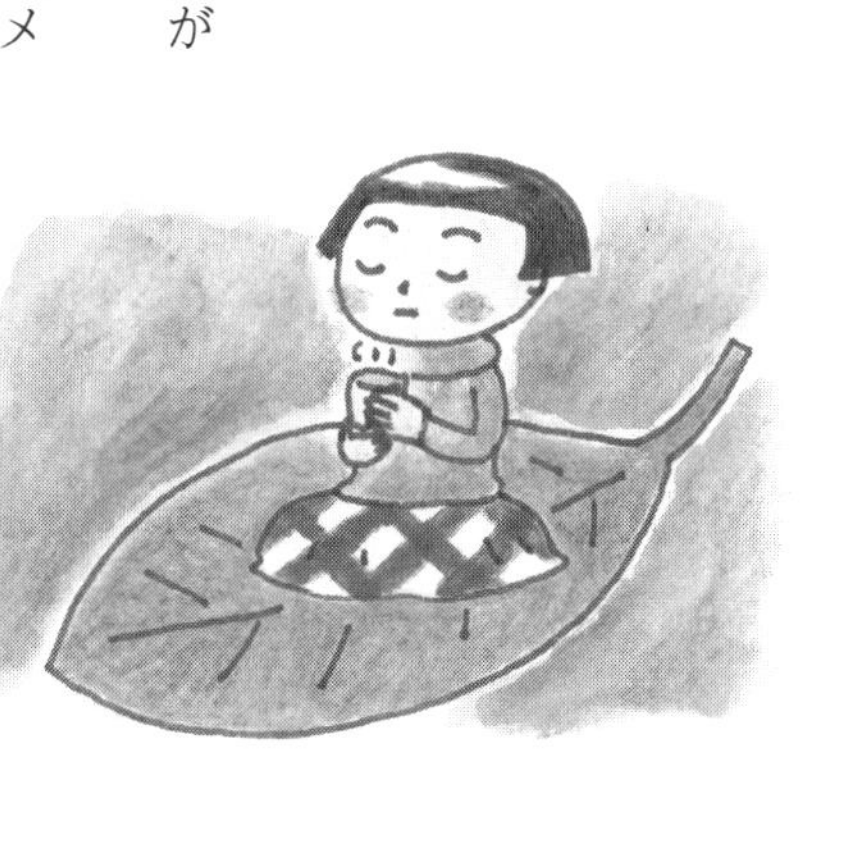

と〝吐く〟という「吐玉泉《とぎょくせん》」があり、それを源に池泉を配し、３０００本の梅林、眼下に千波湖を見て、往時には遠景に筑波山や大洗の海を望んだという。

２つの梅林に包み込まれるようにして「好文亭《こうぶんてい》」という数寄屋造りの建物が立つ。斉昭が建てた二層三階の別邸だが、１階には茶室「何陋庵《かろうあん》」があり、３階に昇ると山と湖の絶景を望むことができ、その横にも茶をたてる部屋がある。

はたと気づいたのだが、斉昭は吐玉泉の名水で茶の湯を楽しむために偕楽園を造園したのではなかろうか。幕末の動乱の時代に、対立者への怒り、世の中が意のままにならない悔しさを、茶によって癒やしていたに違いない。

斉昭は晩年、安政の大獄によって井伊直弼に蟄居《ちっきょ》させられ、そのまま逝去することになるが、ライバルの井伊直弼も茶の湯の達人であったことは、偶然ではないだろう。

その斉昭による茶の心構えが残されている。「巧詐不如拙誠」——中国の名言で、うわべだけ巧みにとり繕ってもダメで、たとえ格好悪くとも心がこもっていれば、その誠意は相手に通じるという意味だ。

これは、筆者のような医療者や、そしておそらく栄養・料理をモノする者にとっても、金言ではないか。

緑茶はバランスのよい栄養補給源

茶の湯は千利休によって侘び茶として大成され、以後、武家社会の最も優雅な遊びとしてわが国の伝統文化の頂点に君臨した。

そのわけはほかでもない。茶のマルチ健康パワーにあるといってよいだろう。その健康増進効果は、臨済宗の祖である栄西の『喫茶養生記』によって鎌倉時代初頭からすでに指摘されていた。もちろん、身体によいだけでなく、心を癒やす効果があったからこそ、もてはやされたに違いない。

「食品成分表」を見てみよう。抹茶にしろ、煎茶にしろ、玉露にしろ、茶葉100gあたりのエネルギーは330kcalほどで、比較的高い。茶道で用いられる抹茶は、浸出液でなく茶葉を粉末にして飲用するため、特に幅広い栄養素の摂取が可能になる。

たんぱく質（アミノ酸）は30・6g、炭水化物38・5g、脂質は5・3gで、不飽和脂肪酸も多く、n-3系不飽和脂肪酸も豊富だ。ビタミンはβ-カロテン、ビタミンE、ビタミンKといった脂溶性ビタミンに加え、葉酸を含む水溶性のビタミンB群（B12を除く）やビタミンCも豊富だ。ミネラルでは、ナトリウムはほとんど含まないが、カリウムが多く血圧コントロールによい。日本人に不足しやすいカルシウムのほか、マグネシウム、リンなども豊富だ。食物繊維も38・5g含まれている。

一回量にするとさほどでもないのはいうまでもないが、これだけの栄養素を含んでいるというのは注目される。

さらなるマルチパワー

いやいや、それだけではない。これからが本題だ。

茶の味は〝薬効〟のある3つの成分によっている。ご存じのとおり、渋味はカテキン（タンニン）、苦味はカフェイン、うま味（甘味）はテアニンによる。カテキンはポリフェノールの一種で、それだけで非常に多くの効能がある。

- 抗酸化作用、活性酸素消去作用
- 抗菌作用、腸内細菌叢《そう》の改善
- ＬＤＬ（悪玉）コレステロール値の抑制作用
- 血糖上昇の抑制作用
- 血圧上昇の抑制作用
- 抗腫瘍作用
- 抗アレルギー作用

・血小板凝集抑制作用（血栓を作りにくくする作用）
・紫外線吸収作用　など。

カフェインは覚醒作用や作業効率の向上、利尿作用などがあることはよく知られているが、寝る前にとると眠れなくなるほか、軽い依存症になりやすいという面もあり、ありがたい面ばかりとはいえないかもしれない。

テアニンは茶に特有の成分である。[※] 元来、リラックス効果を持つといわれているが、最近の研究で種々の作用があることがわかってきている。

まず、睡眠改善作用があってカフェインによる脳や神経細胞の興奮作用を概して抑制する。つまり、テアニンを含むお茶は、カフェインによる有害作用が起きにくい。さらに、テアニンには、記憶の改善、意欲改善、情報処理機能の改善、などの認知機能改善効果があることが示唆されている。

筆者の研究室でもテアニンについて研究しているが、「頭がよくなる脳内物質」として本書でこれまでにも何度か登場した脳由来神経栄養因子（ＢＤＮＦ）というたんぱく質を海馬（記憶やストレス反応に関与する脳領域）で増やすことがわかった。

テアニンには、なにゆえこのような効果があるのだろうか？　くわしいことは次項で述べるとして、テアニンが豊富な玉露でも味わいながらひと休みしてみませんか。

※　緑茶に多く、紅茶やウーロン茶にも含まれるが、コーヒー、麦茶などには含まれない。

お茶のうま味成分「テアニン」の効果を探る

テアニンは日本人が発見

緑茶を多く飲む人はうつ症状が少ないらしい。東北大学のグループが２００９年に発表した、仙台市内に住む高齢者（70歳以上）１０５８人の調査結果によれば、緑茶を一日４杯以上飲む人は、一日1杯以下の人たちと比べて、うつ症状を持つリスクがおよそ半分であったという。[1] 筆者らが行なったうつ病患者と健常者との比較でも、健常者の67％が週に4杯以上緑茶を飲んでいたが、うつ病患者では半分以下の40％であった。[2]

前項で述べたとおり、緑茶には渋味（カテキン）、苦味（カフェイン）、うま味（テアニン）を構成する3つの〝薬効〟成分がある。今回はテアニンの向精神作用についてくわしく見ていこう。

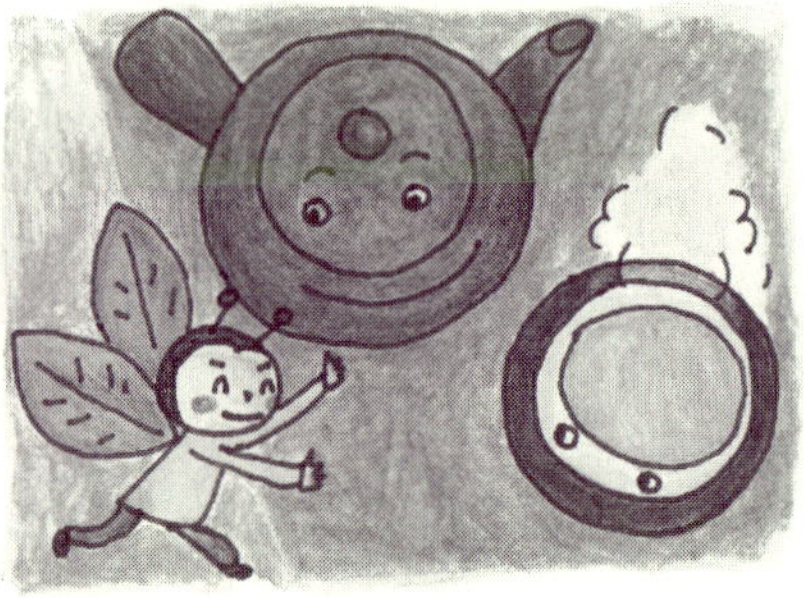

テアニンは、１９５０年に宇治にある京都府茶業研究所の酒戸《さかと》弥二郎によって玉露から

抽出された。(3) テアニンは当時の茶の学名 *Thea sinensis* にちなんで命名されたらしい（現在の学名は *Camellia sinensis*）。この研究によって、茶のうま味成分はグルタミン酸とよく似た構造を持つアミノ酸であることが判明した。

終戦後間もない困窮の時代にこのような大発見ができたというのは、日ごろから高級な玉露をふんだんに飲んでいたからであろうか？――茶化している場合ではない。たいへんな偉業である。

テアニンは高級茶の物差し

グルタミン酸のナトリウム塩（グルタミン酸ソーダ）は、知ってのとおり、うま味調味料として汎用されている。テアニンが同様のうま味を持つことはうなずけよう。アミノ酸といえばたんぱく質を構成する素材の一つかと思われるかたもおられるかもしれないが、テアニンはたんぱく質を構成するアミノ酸ではない。したがって、肉や魚といったたんぱく質を食べても摂取できない。植物の中でも茶以外にはわずか数種の植物にしか含まれていない〝レアモノ〟なのだ。

そのレアモノは、茶の木の根の部分でグルタミン酸とエチルアミンから合成される。根から茎を通って葉に移動していくが、その過程で日光にさらされると、グルタミン酸とエチルアミンに分解されてしまい、エチルアミンはカテキン合成に用いられる。したがって、直射日光に当たらないように被覆栽培された玉露や碾茶《てんちゃ》（抹茶の原料）などの高級茶にテアニンが多い。また、春に摘採された新茶（一番茶）は強い太陽の光にさらされていないため、夏に摘採される二番茶と比べてテアニンの含有量が多い。

お茶の値段は、テアニンが含まれる量に比例するといわれる。逆に、テアニンが減ってカテキンが多いものは安価で渋味が強い。玉露などの高級茶をいれるさいは、50度くらいの温度の湯でいれるとテアニンがよく出てまろやかな味になる。

テアニンの脳への作用

ところで、グルタミン酸というのは、脳の中に1000億個以上あるという神経細胞の大部分が神経伝達物質として用いている、きわめて重要な脳内物質でもあることはすでに紹介した。

テアニンは腸から吸収され、「血液脳関門」という脳の関所のようなところを通過して脳内にもとり込まれる。そして、化学構造の類似性から、いくつかのグルタミン酸受容体に結合することがわかっている。脳に対していろいろな作用があっても不思議はない。

脳波のα波を増加させる、ストレスに対する自律神経系の反応をおさえる、などリラックス効果がヒトを対象とした研究で示されている。(4)(5)(6)(7)動物実験では神経細胞死を抑制する効果があり脳血管性認知症の予防効果が期待される、(8)アルツハイマー病の原因となるアミロイドβによる記憶障害や脳の神経細胞死を抑制する、(9)などの報告がある。抗肥満作用についての報告もあり、(10)ストレス肥り対策によいかもしれない。また、カフェインとテアニンを組み合わせて服用すると、記憶力や作業速度・正確性などが高まるという報告が少なくない。(11)(12)お茶は天然の配合剤ということになろうか。

うつ病や統合失調症にも効果あり？

中国の研究グループが2011年に発表した研究によれば、マウスにテアニンを10日間エサに混ぜて食べさせたところ、そのマウスは水の中でよく泳ぐようになったという。(13)マウスがどれだけ元気よく泳ぎ続けるかを見る「強制水泳テスト」は、薬物が抗うつ作用を持つかどうかを見るさいに定番となっている方法である。筆者の研究室でも同様の結果が得られた。(14)

さらに、テアニンは統合失調症に見られる感覚情報処理障害に対しても改善効果を持つらしい。

ヒトは、電車の中で本を読んだり、周囲がうるさいカフェの中で会話したりすることができるが、これは不要な刺激をとり除いて、読書や会話に集中できるという能力を持っていることによる。統合失調症の人では、余計な刺激の除去がうまくいかず〝感覚情報の洪水〟のようになり、周囲に人が多いと物事をうまくこなせなくなることが知られている。このような情報処理機能はあらゆる動物に普遍的に見られるため、動物実験でも検証できる。

筆者らの検討では、テアニンを投与した動物では情報処理機能が高まるという結果であった。[14]さらに、テアニン（錠剤、200㎎ないし400㎎）を一般の健康な方に飲んでもらったところ、ヒトでも情報処理機能が改善する結果を得た。[15]

最近、イスラエルの研究者たちは、統合失調症患者を対象としたテアニンとプラセボ（偽薬）とのランダム化二重盲検比較試験を行ない、通常の治療薬に加えてテアニンの錠剤を追加投与した患者では、不安や幻覚・妄想などの症状が軽減したという結果を報告している。[16]われわれの臨床試験でも、統合失調症の精神症状や睡眠の質を改善する結果を得たほか、脳内のグルタミン酸などの物質の濃度を調整する役割があることがわかった。[17]

テアニンはうつ病にも統合失調症にも効く〝妙薬〟である可能性がある。

脳によいケトン食とは？

ケトン体

脳以外の全身の組織では、グルコース（ブドウ糖）のほか脂肪酸をエネルギー源として活用するが、脂肪酸は脳に入ることができないため（血液脳関門というバリアによる）、脳はグルコースをエネルギー源として活用していることはご存じのことだろう。

しかし、飢餓状態になってグルコースが著しく不足した場合、脳はもう一つのエネルギー源を活用することができる。それは、「ケトン体」というモノである。

糖尿病になると、食事を摂取してもグルコースを血液から組織にとり込めなくなるため（したがって高血糖になる）、その代替エネルギーとしてケトン体を利用しようとする。したがって、重症の糖尿病では血液中のケトン体が上昇し、尿中にケトン体が検出される。

ケトン体が高い人には独特の「ケトン臭」があり、においでケトン体が高値であること

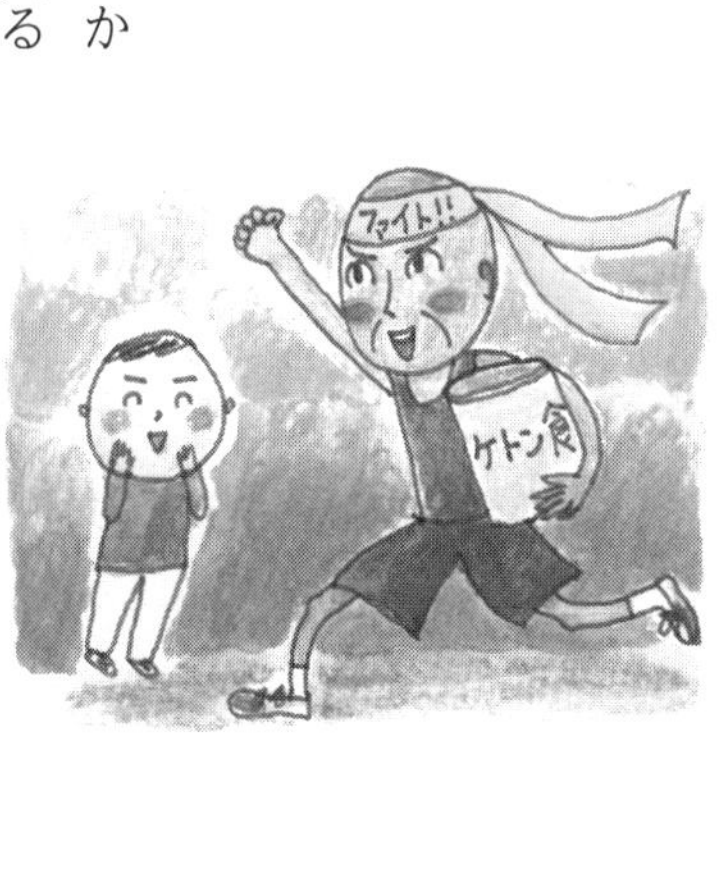

を知ることができる。

ケトン体とは、脂肪酸が代謝されてできる物質で、アセト酢酸、β‐ヒドロキシ酪酸、アセトンがある。前二者はエネルギーとして利用され、アセトンは呼気に排出される。断食をしたり、最近流行の「糖質制限ダイエット」をしたりしても、ケトン体が増える。

また、中鎖脂肪酸（炭素数が6〜12個の脂肪酸のことをいうが、大部分は炭素数が8個のカプリル酸と10個のカプリン酸である）という種類の脂質は、ケトン体を産生しやすい。

ココナッツオイルやパームオイルには中鎖脂肪酸が比較的多く含まれており、母乳や牛乳などにも少量含まれている。通常の食用油には含まれていないが、中鎖脂肪酸を多く含んだ油も市販されている。

First Do No Harm

あまり知られていないが、ケトン体を積極的に用いた「ケトン食療法」という食事療法がある。グルコースを血液から脳組織にとり込むことができないまれな遺伝性疾患があり、それに対しては必須の治療法となっている。ほかに、小児の難治性てんかんに有効であることは、古くから知られている。

このような場合、専門の医師・栄養士の指導下に厳密な糖質制限と中鎖脂肪酸を多く含む高脂肪食を摂取する生活を続ける必要がある。メカニズムはいまだにはっきりしないが、てんかん発作が減少し、完治することもある。

自分の子どもが薬の効かない難治性てんかんに罹患し、その治療法として手術するしかないと医師から宣告されるも、別の治療法を求めて奔走したあげく、ケトン食にたどり着いて完治させることができたという母親のストーリーを描いた映画がある。１９９７年にアメリカでリリースされた『...First Do No Harm』である。

この映画のタイトルは、「第一に害がないことを心がけよ」というギリシャ時代の医聖ヒポクラテスによる医療倫理の第一原則をうたったものだ。

自分の子どもがてんかんという病気にかかっていることを最初は受け入れられず、その後、徐々に現実を受け入れ、副作用に悩まされつつも種々の抗てんかん薬を試すが発作に対する効果が不十分で、最後には医師から脳の手術をすすめられ、その後遺症として知的障害が起きる可能性があることを告げられる……。

苦悩しつつも希望を求めて力強く生きる母親の姿を、メリル・ストリープが好演している。ケトン食によって自分の子どもを治療して成功した人が、「なぜこんなにすばらしい治療法が世の中に知られていないのだ！」という怒りに駆られて制作した映画だという。日本語版ＤＶＤもあり（タイトルは『誤診』）、一見の価値がある。

これは、なんとなく、現代のうつ病治療にも通じるところがある。

うつ病治療は薬物療法が中心であるが、患者さんの中にはいろいろと薬物を使っても治らない難治性うつ病のかたがおられる。そういう場合、一つの薬物が無効であれば次から次へと薬を試され、副作用だけに苦しめられる。服薬量が増えて〝薬漬け〟になってしまい、病気の症状なのか薬の副作用なのかわからなくなってしまうこともある。そうした患者さんの中には、薬を減らし、食事・運動・睡眠といった面の生活改善療法によってすっかり治ってしまう人がしばしばおられる。

認知症にも有効である可能性

最近、ケトン食が見直され、小児の難治性てんかんのみならず、種々の病気に有効である可能性が指摘されてきている。

老化によって、脳はグルコースをとり込む能力が低下することが知られており、特にアルツハイマー病では、20〜25％も低下するという。近年、アルツハイマー病は「3型糖尿病」とも呼ばれるようになっており、脳がグルコースを利用できにくくなることが病気の要因になることがわかってきた。

そこで、中鎖脂肪酸を用いたケトン食を応用することにより、不足したエネルギー源を補う食事療法を行なったところ効果があったという研究報告が出始めている。小児のてんかんに行なうような厳密な食事療法をせずとも、中鎖脂肪酸を付加的に摂取することで、認知機能が改善したというランダム化比較試験（ケトン食を食べる患者群と普通食を食べる患者群とにランダムに分けて、認知機能の変化を比較する臨床試験）の結果も報告されている。(1)

ケトン食はパーキンソン病や脳卒中、自閉症などにも試みられつつあり、今後、精神疾患を含むさまざまな疾患への応用が期待され、そのポテンシャルは大きい。

チョコレートの秘密

チョコは甘いお菓子?

チョコレートは女性に人気があるが、その原料であるカカオの中には、種々の薬効成分もあり、単に〝甘いもの〟にとどまらない。

「良薬は口に苦し」というが、カカオ豆は苦いのであって、チョコレート＝甘いお菓子というのは、砂糖を追加したことによる人工的なものにすぎない。ヘルシーさをうたったビターテイストのチョコレートも売られている。

チョコレートを食べると気分が改善する。疲労感も癒される。そうした効果もあってか、病みつきになる人も少なくない。欧米の調査によれば、スペイン女性の17%、アメリカ女性の28%が〝チョコレート渇望〟を持っていた。こうした人々は、他の甘いモノでは代用がきかず、チョコレートでないと満足が得られないという特徴がある。

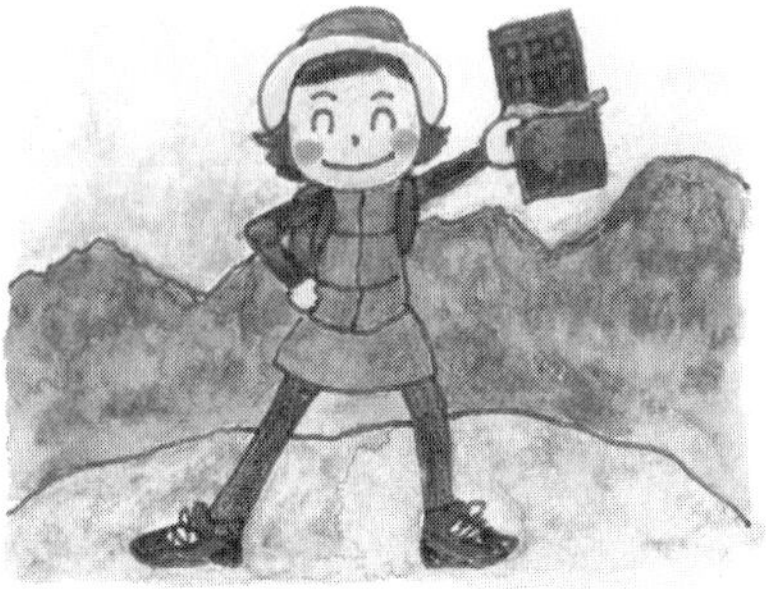

欧米に比べると日本女性における渇望症の頻度はもっと低い気がするが、筆者の周囲にもチョコレート常用者が少なからず存在する。そういったチョコレート好きには肥満が多いかと思いきや、そうともいえず、スリムな女性もおられる。肥満女性に多いのは、チョコレートではなく「炭水化物渇望」ではなかろうか。両者は似て非なるモノであることが知られている。

神からの贈り物

チョコレートはカカオの木（学名は *Theobroma cacao*）からとれるカカオ豆から作られるが、その起源は、紀元前1200〜1300年ごろにメキシコのオルメカ族によって栽培され始めたことによる。

中央アメリカの社会では、健康とパワーが秘められた「神からの贈り物」とされ、その利用は医学的な目的が主であった。マヤ文明では「カカオの女神」が崇拝されていた。15〜16世紀のアステカ王国では、税金の代わりに納められ、貨幣と同様に用いられていた。たとえば、七面鳥が100カカオ豆で取り引きされるといったぐあいだ。

コロンブスがアメリカ大陸を〝発見〟したのち、1520年代にスペイン人がヨーロッパに持ち帰り、飲料（ココア）として上流階級の人々の間で飲まれるようになった。

固形物のチョコレートが生産され始めたのは、1820年代からである。そうして20世紀になって、カカオは薬からお菓子へと利用目的が大きく転換した。

1人あたりのチョコレート消費量は国によって差があり、2011年の統計ではドイツやスイスでは年間およそ11kgであるが、スペインやポルトガルでは3kg、日本は2・2kgで先進国の中ではかなり少ないほうである。(1)

多彩な薬効成分

カカオ豆に含まれる薬効成分には、ポリフェノール、メチルキサンチン類（カフェイン、テオブロミン）、交感神経系促進作用のある生体アミン類（チラミン、フェニルエチラミン、トリプタミン）、アナンダミド、アルカロイドなどがある。

カカオポリフェノールは、動脈硬化やアレルギー予防に有効であるということが知られている。チョコレートを食べると虫歯になりやすいのでは？　と思っていたが、歯周病予防効果もあるらしい。メチルキサンチン類は、疲労時の覚醒効果やそれによる知的作業効率の向上効果を持つ。

1996年には、チョコレートやココア粉末の中に、アナンダミドやその分解を抑制する不飽和脂肪酸が含まれていることが報告された。(2)

〝アナンダミド〟はサンスクリット語で「法悦、歓喜」を意味する「アーナンダ」に由来する。生体、特に脳で作られる物質で、神経伝達物質の放出を調節し、気分をよくしたり、痛みをやわらげたりする働きがある。

筆者は、アナンダミドの不足が少なくとも一部のうつ病の原因ではないかとひそかに思っている。ただし、チョコレートに含まれる量は少ないため、気分改善作用にどの程度かかわっているかについては不明だ。

２０００年には、アルコール中毒にも関与するというテトラヒドロ-β-カルボリンというアルカロイドがチョコレートの中にあることがわかった。[3] この成分はドーパミン、ノルアドレナリンなどの神経伝達物質を代謝する「モノアミン酸化酵素」を阻害する働きがある。これは抗うつ効果がある可能性を示唆する。

栄養成分と食感の妙

チョコレートは砂糖（炭水化物）のかたまりかと思っていたが、これは大まちがいで、半分は脂肪（ココアバター）である。カルシウム、マグネシウム、鉄、亜鉛などのミネラルも含まれる。特に、マグネシウムが豊富で、これもうつ病予防に効果的である可能性がある（１０８〜１１２ページ参照）。

以上、薬効成分や栄養成分がチョコレートの魅力の要因としてあげられているが、チョコレート渇望の最も有力な説明になると考えられているのは、口当たりのよさ（特にココアバターがとける感じ）と風味である。そこで筆者も、いろいろなチョコレートを買って食べてみることにした。

ビター味、ミルクチョコレート、それにホワイトチョコレート。ミルクチョコレートの甘く舌の上でとろける感触というのは、じつにいい。ホワイトチョコレートはおいしいが、カカオマスが含まれていないためか（したがって薬効はない）、なんとなくもの足りない……などとブツブツいいながら原稿に向かっていると、確かに気分がよくなってきた。というか、なんとなく〝麻痺〟したような気分。原稿を書くのも「まあ、これでいいか」。

というわけで、チョコレートの話はここらへんで終わりにしたいと思います。

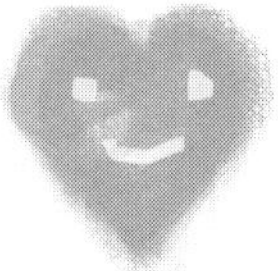

うつをやわらげる聖ヨハネの草

オトギリソウにまつわる怖～い話

『栄養と料理』2012年5月号の「うつをやわらげる」特集で、うつ病に有効なサプリメントとして西洋オトギリソウ（セントジョーンズワート）をあげたところ（本書83ページ）、出版社に何件か問い合わせが寄せられた。

その内容は、「どこで入手できるの？」といったものや「使用を控えたほうがいいのでは？」という医療機関に勤務する栄養士の先生からの問い合わせなど。西洋オトギリソウとは、どんな薬草なのだろう。

まず、日本にも古くから自生し、生薬としても用いられていた「オトギリソウ」は、漢字で「弟切草」と書く。この字の由来は平安時代の伝説によるらしい。

花山《かざん》天皇（968～1008年）の御代に晴頼という鷹匠がおり、鷹について神様のよ

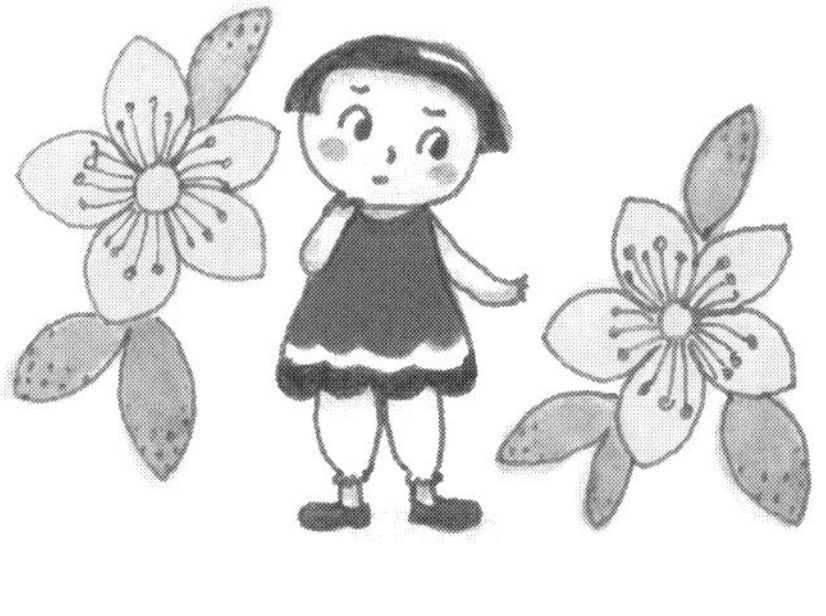

うに精通していた。鷹が傷を負っても、草をもんで塗り、たちどころに治してしまう。人がその草の名を聞いても、秘密にしていた。しかし、あるとき、彼の弟が他人に秘密を漏らしてしまった。怒った晴頼は、弟を刀で切ってしまった。以来、弟切草という名前になった。

弟が秘密を漏らした相手はライバルの鷹匠で、それというのも、その鷹匠の娘に恋をしていたから——という俗説もあるらしい。そうして、弟切草の葉にある褐色の斑点は、切られたときの血しぶきが残ったのだという。花言葉は秘密、恨み、迷信、盲信、敵意など、なんとなく、怖～いイメージがある。

西洋オトギリソウにも

西洋オトギリソウにも、すごい伝説がある。

学名を *Hypericum perforatum* というが、通常はセントジョーンズワート（St. John's wort）という。直訳すれば「聖ヨハネの草」だ。

名前の由来は、聖ヨハネの日である6月24日（クリスマスのちょうど半年前でカトリックの国では祝日）ごろに花が咲き収穫するため、とされる。しかし、一説によれば、ヨハネがヘロデ王に捕らえられ、王の娘サロメから「ヨハネの首がほしい」と望まれて斬首され、その血しぶきがかかった地面から生えてきた草だから——という話がある。そうして、花弁や葉の深紅色の斑点は聖ヨハネの血しぶきの跡……。

西洋オトギリソウは、古代ギリシャ時代から薬草として用いられていた。今ではうつ病やその関連症状に対して使われるのが主だが、以前は消化不良のさいに内服したり、外用薬として外傷、やけど、筋肉痛などに用いられたりした。

うつ病に対する「エビデンス」

以上のように、洋の東西を問わず、オトギリソウと人間とのつき合いは、とても長い。「エビデンス」という月並みな言葉でかたづけようものなら、神罰がくだりそうな気がしないでもない。しかし、このハーブが本当にうつ病に効くか否かについては、これまでに多くの臨床研究がなされている。

臨床研究の中で、最も質の高いのはランダム化比較試験であるが、欧米ではそうした研究がすでに50以上もなされている。

結論をいえば、西洋オトギリソウは、プラセボ（偽薬）と比較して、軽度〜中等度のうつ病に対する有効性が高く、三環系抗うつ薬や選択的セロトニン再取り込み阻害薬（ＳＳＲＩ）などの抗うつ薬と比較しても有意差がない。国立健康・栄養研究所による『健康食品データベース』（第一出版、2007年）では、「おそらく有効と思われる」とされている。しかし、厳密な研究がさらに必要であるという意見もある。

ドイツでは医薬品として承認されており、他のヨーロッパ諸国やアメリカではサプリメントとして売られている。日本でもスーパーの健康食品コーナーや薬局、通信販売などで簡単に入手できるが、医薬品ではないので病院に行っても処方してはもらえない。

薬効成分として150以上の化学物質が同定されているが、学名になっているヒペリシンと、ヒペルフォリンという成分が重要とされる。ヒペリシンは、花弁や葉の斑点である。ヒペルフォリンは未熟果などの生殖部分に含まれる。他の抗うつ薬と同様に、脳内のモノアミン（セロトニン、ノルアドレナリン、ドーパミン）を増やす作用があるというが、正確なメカニズムは不明である。標準的な用量は、0.3%のヒペリシンを含む抽出物300mgを一日3〜4回である。

医薬品との相互作用に注意！

安全性についてはどうか。臨床試験によれば、副作用で投与中止になる頻度は通常の抗うつ薬に比べてむしろ少なく、概して安全性が高いとされている。『健康食品データベース』でも「おそらく安全と思われる」とある。ただし、一日2〜4gでは光線過敏のリスクが高くなる（ヒペリシンによる）。のみすぎは禁物だ。

妊婦や授乳婦も使用すべきではない。ただし、小児でも6週間の投与であれば安全であるとされる。通常の抗うつ薬は小児や青年では不安、焦燥、自殺念慮などの賦活症候群を生じることがあるが、セントジョーンズワートはその心配が少ない利点があるという意見もある。

問題になるのは、医薬品との相互作用だ。セントジョーンズワートは薬物を代謝するある種の酵素の働きを強めることが知られている（ヒペルフォリンによる）。その酵素によって代謝される医薬品で治療を受けている人は、セントジョーンズワートをいっしょにのむと、医薬品の作用が減弱してしまう可能性がある。

そうした医薬品として、強心薬、気管支拡張薬、免疫抑制薬、抗ＨＩＶ薬、経口避妊薬など多くの医薬品がある。厚生労働省は、医薬品を服用するさいにはセントジョーンズワートの使用を控えるなどの注意が必要であることを周知、指導した。※

聖ヨハネの草は、「効果があって安全」、「ハーブだから安心」とばかりはいえないということだ。お使いになりたいかたは、医薬品との相互作用に充分ご注意いただきたい。

※　http://www1.mhlw.go.jp/houdou/1205/h0510-1_15.html

3章

こころの病とともに生きる

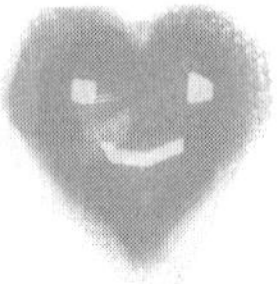

たいせつなのは生活リズム
——〝隠れストレス〟に要注意！——

便利さがもたらす現代のストレス

最近、一日中スマホを手放せず、メールやメッセージアプリに拘束されて自由な時間が持てない〝メディア拘束ストレス〟（筆者の造語）を感じている人が増えている。

産業や文明が発達した現代社会で、こうした〝隠れストレス〟となっているのは、皮肉なことに人が便利さを追求して——つまりストレスを軽減させようとして——得たものに起因している。

代表的な例として、

①必要以上に食糧が入手できるようになったことからくる過食・肥満の問題。また、味や保存性を高めるために食品を加工・製品化することで、本来の栄養バランスが失われている。

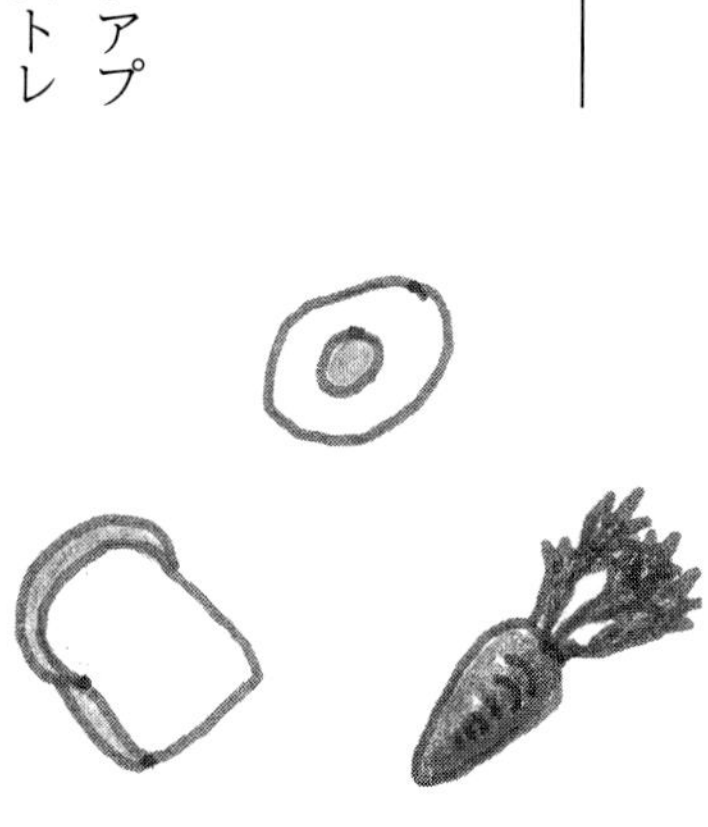

②照明や電化製品の発達によって、24時間の活動が可能になった反面、夜型生活者が増え、睡眠〜覚醒リズムの乱れや異常をきたしやすくなった。
③車社会の発達や産業の機械化によって、生活の上で身体を動かす必要性が減った反面、身体活動や運動が不足している人が非常に増えた。
④映像技術の発達によって、テレビ、ビデオ、ゲームなどがいくらでも楽しめるようになった反面、ゲーム依存やインターネット依存といった心身の発達や健康をおびやかす問題が生じている。
……などが挙げられる。

生活リズムをととのえるカギは「朝ごはん」にあり！

こうした隠れストレスを避けることは、うつ病の症状改善や予防の重要なポイントである。というのも、①〜④のいずれもうつ病のリスクを高めることがわかっているからだ。

心がけたいのは、できるだけ規則的な生活を送り、特に朝ごはんをきちんと食べること。朝食をきちんととる習慣のある人は、とらない人に比べて学業成績がよい傾向にあることはよく知られているが、うつ病のリスクが低いことを示すデータも次々に発表されてきている。これは世界のあらゆる地域・文化で確認されている。

たとえば、インドの青年１８１４人を対象とした調査では、朝食をとる人は野菜・くだもの・乳製品の摂取が増え、肥満のリスクが減り、運動習慣を持つ人が多く、勉強時間も増え、うつ病症状が少ないという結果が報告されている。

それでは、どのような朝ごはんを食べたらよいか？　左の表で理想の朝ごはんを紹介しよう。

毎日朝ごはんを作るのは大変だが、栄養を充分にとることで身体のスイッチが入り、日中の活動量が上がって、一日が充実したものになる。これは、夕食に力を入れるよりも得策だ。

朝食をおいしく食べるためには、生活習慣を正すこともたいせつである。

インターネットやゲームに夢中になって夜ふかしをしたり、その間にラーメンなどの夜食を食べたりしてはいないだろうか？　それでは早起きできず、おなかもすかず、きちんとした朝食をとることはできない。早寝・早起きと規則正しい生活を送ることが、朝食をおいしく食べられるようになる条件となる。

早寝・早起きをするためには、日中に充分な身体活動や運動をするとよいことは、いうまでもない。

朝ごはんをおいしく食べてストレスをはね返そう

朝　**早起きをしてきちんと朝食を！**

毎朝、太陽の光を浴び、朝ごはんを規則正しくとることで、体内時計がリセットされる。一日のはじめにしっかりエネルギーを補充しよう。

[理想の朝ごはん]

・主食…玄米ごはんなど、食物繊維や栄養素の豊富な全粒穀物
　　　量は控えめに
・おかず…たっぷりの野菜＋充分なたんぱく質(卵、大豆製品、肉、魚)
・汁もの…野菜、海藻、きのこなど具だくさんのみそ汁やスープ
・ヨーグルトなど乳製品
・緑茶やコーヒー

昼　**身体をしっかり動かして**

可能なら車ではなく電車を利用する、駅ではエスカレーターではなく階段を使うなど、運動は身近なところから始めるのがオススメ。週末は、できれば自然の中で新鮮な空気を吸うようにしよう。

夜　**晩ごはんは軽めにして早寝の習慣を**

晩ごはんは軽めに。日中にしっかりと身体を動かしておくと、早寝の習慣につながる。夜間にぐっすりと充分な睡眠をとるようにしたい。

メンタルの時代
――食生活で心の健康サポート――

メンタル時代の幕開け

2014年6月28日、「食生活から心の健康を支援する」と題するシンポジウムが、埼玉県新座市の大学で開かれた。日本産業衛生学会関東地方会が主催し、女子栄養大学教授の石田裕美先生の企画による。筆者は前座として精神栄養学についての講演をさせていただいたのち、シンポジウムに参加し、いろいろと勉強させていただいた。

このシンポジウムはじつにタイムリーであった。というのも、同年6月に「労働安全衛生法の一部を改正する法律」が成立したばかりだったからだ。

法律には、「ストレスチェック制度の創設」が盛り込まれ、従業員50人以上の事業場においては、医師、保健師等によるストレスチェックが義務づけられた。その結果から、労働者が希望すれば医師による面接指導が行なわれる。そうして、医師の意見を参考にして

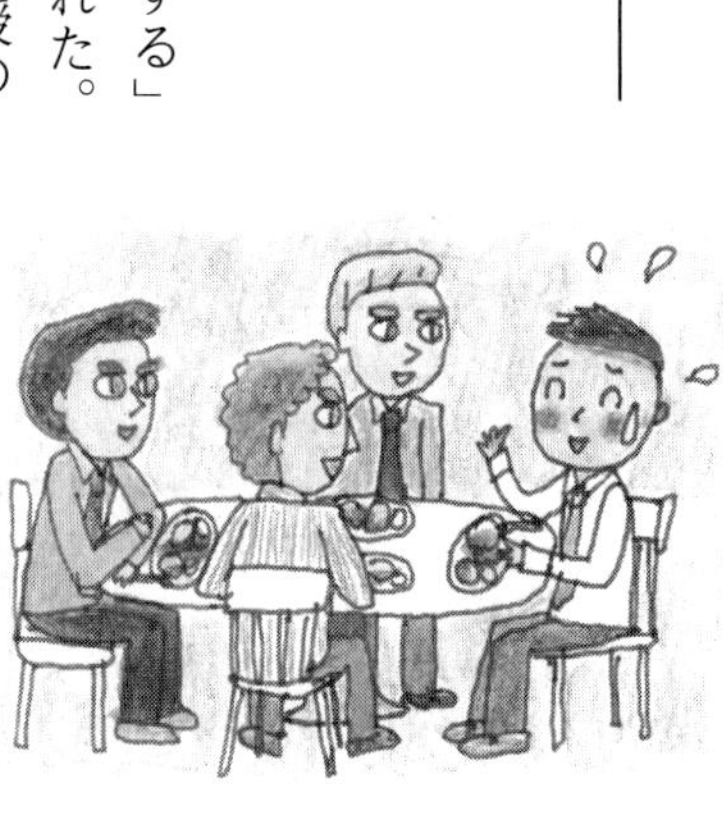

作業の転換や労働時間の短縮などの適切な就業上の措置を講じなければならない。

このような社会の動きの中で、食生活を通じて心の健康を支援するさまざまな試みについて語り合うことは、とても時宜を得ていた。

リワークでの支援

帝京平成大学健康メディカル学部の野口律奈先生は、「食事と調理からのリワーク支援」について話された。

近年、うつ病患者が急増しており、メンタル休業者の多くを占める。うつ病で長期休業した後、いきなり職場復帰するのは容易ではない。そこで、職場復帰する前に「リワーク・プログラム」に通い、軽い作業や運動、他のメンバーとの交流や認知行動療法を通じて、就業生活に合った生活リズムを身につけ、作業や頭脳労働にも慣れ、体力を回復し、人間関係の築き方に至るまで「リハビリ」をする。こうした、リワークが大きな成果をあげている。

野口先生は、リワーク・プログラムの中で調理実習、栄養学プログラム、栄養指導を行なっておられる。うつ病の患者さんにありがちな栄養学的問題をふまえ、実習と指導とをするのは、新しくて画期的である。ここで得たものは、患者さんにとって一生の宝になるのではなかろうか。

20年も前になるが、筆者も大学病院の精神科デイケアを担当したことがあり、「料理の時間」も含まれていた。作業療法士が患者さんといっしょに料理を作り、最後にデイケア担当医師であった筆者も昼食をともにさせていただいた。当時は、「日常生活の自立」を目的とした料理教室であり、精神栄養学的視点を欠いていた。

精神科デイケアやリワーク・プログラムで料理をとり入れている施設は今も多いだろうが、今後は栄養士と連携し「精神栄養学」に基づいた実践が広まることが望まれる。

いつ食べるのか?

食生活の改善は、「なにを食べるか」だけではない。「いつ食べるのか?」ということが大きな問題となる。「今でしょ!」などと冗談をいっている場合ではない。

「夜遅い食事は体によくない」という点に関する実証的検討を発表されたのは、お茶の水女子大学生活科学部の鈴木亜紀子先生である。

毎年受ける特定健診・特定保健指導で用いられる質問票には、「夕食後に間食（3食以外の夜食）をとることが週3回以上ある」「就寝前の2時間以内に夕食をとることが週に3回以上ある」という質問項目が含まれている。この質問に該当することとメタボリック症候群の発症リスクが関連するか否かということに関する実証的データは意外に少ないらしい。

夜に食べると太るのは、BMAL1《ビーマルワン》という遺伝子が夜間に活性化し、脂肪が蓄積しやすくなることによるといわれる。夜食べる習慣が極端になった場合に「夜食症候群」と呼ばれる病態があり、この症候群に該当する人はうつ病の合併率が高いとされる。

食べる時間を変えるのは、ちょっといわれてできるような簡単なものではない。生活パターンを根本的に見直す必要があるだろう。

社員食堂でのくふう

最後は、社員食堂を運営する会社の管理栄養士である佐藤愛香先生が、職場給食における試みについて発表された。

食環境（食堂の内装、テーブルの配置、健康測定器を置く等）、ヘルシーメニュー、サービス（職員からの声かけ）といった点にくふうすることによって、働く人の心の健康を支援しようという種々の試みについて話された。今後、職場でのメンタル健診が義務化されることもあり、社員食堂も心の健康に留意した機能を果たしてもらいたい。

筆者がロンドンに留学していたころの話。お昼どきになると、仲のよい人たちで

「Lunch?」と声をかけ合って、研究所2階にあるカンティーン（食堂）に向かう。そうして、最初は2、3人でテーブルに着いても、知った顔が次々にそばに寄ってきて、知り合いの輪が広がる。最後には20人くらいすわれる大きなテーブルがいっぱいになってしまう。食堂の中で一人だけポツンとすわって食べているのはnot friendlyであり、そういう人はほとんど見かけない。イギリスの人たちにとって、食堂という場は単に食事をとるだけでなく、社交の場としての位置づけがある。

日本ではそうしたルールは特になく、一人で食べようが「カラスの勝手」であり、「ゆっくり昼食をとっている暇などない」という人もおられるだろう。佐藤先生によれば、昼食を孤食したい人のためにカウンター席を用意するといいらしい。

確かに昼食時にまで他人からストレスを受けたくないという人もいるだろう。筆者もロンドンでは、ときどきこっそり外の街の食堂にまで出かけて行って、ほっと一息、ゆっくり食べていたことを思い出す。

精神疾患を持つ人への栄養指導

心の病気を持つ人への栄養指導の機会は多い

最近、食事に気をつけることで、身体だけでなく、心も健康になろう！　という栄養士の研修会に何度か招いていただいた。

研修会のテーマの一つに、うつ病など心の病気（精神疾患）を患っている患者さんに対する栄養指導がある。どのようにすればいいか悩んでいる先生が少なくないらしい。

この分野は、おそらく未開の分野であり、栄養学の学会などに参加しても関連した発表はあまり目にしない。しかし、糖尿病、心筋梗塞、メタボリック症候群などの生活習慣病は、うつ病のリスクを高める。また、逆にうつ病や統合失調症などの精神疾患は、これらの身体合併症を併発しやすい。

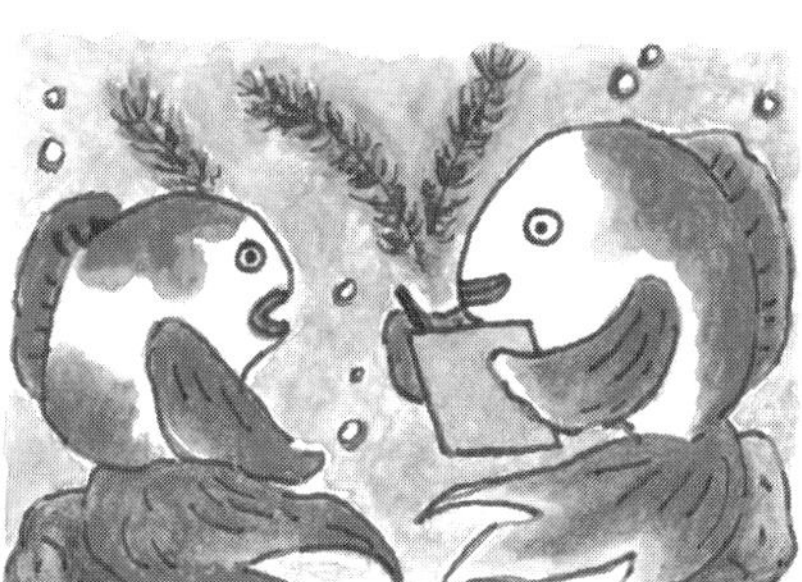

したがって、精神疾患を持つ患者さんに対して栄養指導をする機会は非常に多いのではなかろうか。

実際問題として、医療機関においてうつ病などの精神疾患の病名に基づいて栄養指導料を保険請求することは認められていない。しかし、幸か不幸か、たいていの精神疾患患者さんはなんらかの身体合併症をきたしている。したがって、栄養指導を行なう場合、指導料を算定できる場合がほとんどである。

筆者が勤務する国立精神・神経医療研究センターでは、精神疾患患者が栄養指導を受ける場合、指導料算定となる疾患名で最も多いのは脂質異常症で、高度肥満症、糖尿病がこれに続く（栄養管理室資料より）。

精神疾患患者さんへの栄養指導を行なう場合、留意すべき点がいくつかあげられる。これは、筆者の勤務先の栄養管理室の先生がた（今泉博文室長、阿部裕二主任）に教えていただいた部分が多いが、要点を紹介しよう。

長期戦を覚悟すべし

栄養指導は、通常の場合なら、1～2回ですむかもしれない。しかし、精神疾患患者さんの場合は、長期戦を覚悟したほうがいい。半年～1年、長い場合はそれ以上にわたる指導が必要だ。精神疾患の治療とは、そういうものである。

長い時間がかかる理由は、以下のとおりである。

栄養指導に対する動機づけが乏しい。「自分の問題は心の問題であって、栄養の問題ではない」という患者さんがいる。肥満などエネルギー過多になっている人が多いが、「食べる楽しみを奪ってほしくない」という患者さんもいる。「食べる楽しみをなくすと精神症状が悪化してしまうのではないか？」と心配される栄養士もおられる。

しかし、本書で述べてきたように、うつ病などの精神疾患の発症や治療には栄養の問題が大きく影響しており、適量、バランスのよい食事をとることが、治療にも役立つことをしっかり伝え、栄養指導に対する動機を高める必要がある。食べる楽しみはたいせつだが、食べすぎは逆効果だ。

栄養に関する一般的知識が不足している人が多い。しっかりとした統計を知らないが、精神疾患を持つ患者さんは、栄養の知識が乏しい人が少なくない。このくらいのことは知っているだろう、ということを知らない場合も多い。それだけ指導には時間がかかる。

また、これとあいまって、食事における**栄養バランスの異常が度を超している**場合がしばしばである。毎日カップめんの人、野菜やくだものをほとんど食べない人、「健康にいいモノ」の〝ばっかり食べ〟をして極度の偏食に陥っている人、など。

記憶や学習機能が低下している。気分の異常、思考の障害などの精神症状のほかに、注意力・記憶力などの認知機能の低下をきたしている人が少なからず存在する。

統合失調症の人は、指導したことが1回で頭に入らないことが多い。しかし、時間をかけてくり返し指導していけば成果が出てくることも確かである。うつ病の人の場合は、集中力に加え、記憶力も低下している場合があり、やはり時間がかかる。「この前指導したばかりなのに！」などと思わず、粘り強く、気長にやっていただきたい。

いくつかのコツ

まず充分な情報収集を。 精神疾患患者さんはコミュニケーションが苦手な人が多い。したがって、積極的に話を引き出さないと必要な情報が入手できない。患者さんからだけでなく、カルテから病気や薬に関する情報収集を行ない、看護師、ケースワーカー、家族などから食生活に関連する生活環境について情報収集することもたいせつである。

うつ病では食欲低下や逆に過食になっている場合があり、統合失調症では妄想などに基づいて食べない場合もある。薬のせいで食欲が亢進している場合もある。生活リズムが不規則な人がほとんどだ。自分で買い物や料理をすることができない場合が多い。その場合、だれかの援助を受けることができるか？　生活保護を受けており、食費が充分でない人もいる。

理解力が不足していることが少なくない。複雑なことはいわず、簡単な言葉でわかりやすく、くり返し伝えること。紙に書いてあげるのもいい。カロリー計算はできるだけ使わず、習慣の是正に重点を置く。〝おやつは半分に〟〝牛乳は朝1本だけにしましょう〟。

しからずにほめる。精神疾患を患っている人は、自信を失っている人が多い。だから、患者さんを否定したり、しかったりすることは逆効果である。できたところをほめる。それだけでいい。

記録を活用して、達成感を与える。栄養指導がうまくいき始めたら、体重や食事の記録をつけるようにする。うつ病など精神疾患の患者さんは、元来、まじめで几帳面な人が多い。記録もきちんとつける。進歩した部分をほめられて達成感を得られるようになると、失われていた自信の回復につながり、肯定的思考につながっていく。これは、精神療法的効果もある。そうなれば、良好な栄養状態と肯定的気分とが正のスパイラルとなり、回復に向かって加速度的に動き出すだろう。

食卓の聖母

太宰治の食卓

「子供の頃の自分にとって、最も苦痛な時刻は、実に、自分の家の食事の時間でした。

自分の田舎の家では、十人くらいの家族全部、めいめいのお膳を二列に向い合せに並べて、末っ子の自分は、もちろん一ばん下の座でしたが、その食事の部屋は薄暗く、昼ごはんの時など、十幾人の家族が、ただ黙々としてめしを食っている有様には、自分はいつも肌寒い思いをしました。」

（太宰治『人間失格』より）

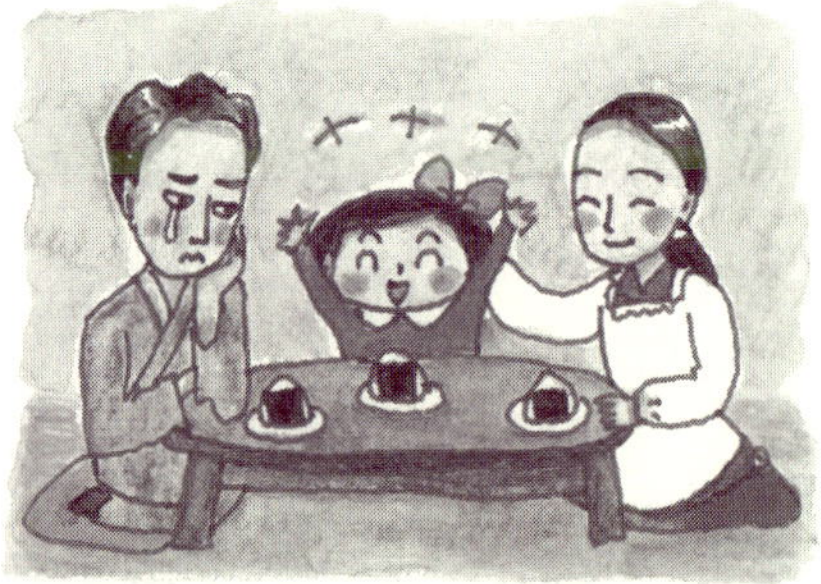

太宰治の子ども時代の食卓は、父親が貴族院議員にもなった地方の名士であったこともあり、お殿様の食卓のようであったらしい。「家族団欒《だんらん》」からは、ほど遠い。

その太宰は、自分でもいっているとおり、人間失格のような人生を歩んでいた時期が長いが、人間合格といえる生活をしていた時期もある。
一度目の結婚（ただし内縁関係）に破れ、29歳で二度目の結婚をするまでを前期、その後、太平洋戦争が終わるころまでを中期、終戦によって大きな価値基準の転換が生じ、愛人との心中事件によって38歳で亡くなるまでを後期とされるが、人間合格であったのは中期のころで、『走れメロス』などの比較的健康的で格調高い作品を多数書いている。
精神科医として興味深いのは、人間失格から人間合格に「行動変容」したのは、なんの力によるのだろう？　という点だ。

陋巷《ろうこう》の聖母

ヒントは、やはり、中期の初めのころの作品にあった。

「晩ごはんを食べていて、そのうちに、私は箸と茶碗を持ったまま、ぼんやり動かなくなってしまって、家の者が、どうなさったの、と聞くから、私は、あ、厭《あ》きちゃったんだ、ごはんを、たべるのが厭きちゃったんだ、（中略）もうこのまま、ごはんを残すから、いいかね、と言ったら、家の者は、かまいません、と答えた。」

（太宰治『俗天使』より）

太宰治の食事を中断させたのは、ミケランジェロの『最後の審判』という絵であって、その絵の中でキリストに寄り添っている聖母を見て、「この母は、なんと佳いのだ」と感じ、自分にとっての聖母について、太宰は思いにふけったらしい。

「そんな、いいものを見て、私は食事を中止し、きょときょと部屋を見廻した。家の者が、うつむいて、ごはんをたべている。」（前掲書より）

この時期に書かれた小説の多くは、太宰が口述したものをその〝家の者〟（妻である津島美知子）が筆記したとされる。キリストに寄り添い、じっと傾聴している人がいたというわけだ。

「私にも、陋巷の聖母があった」（前掲書より）

カウンセリングマインド

食事は栄養をとるためだけのものではない。食事は楽しんで食べることがたいせつで、孤食では「心の栄養」にならない、とよくいわれる。まさにそのとおりである。食事の時間にその日に起きた自慢話をしたり、ちょっとした愚痴を聞いてもらえたりする相手がいるということは、日々生活をしていくうえで大きなパワーとなる。

場合によっては、人間が合格したり、失格したりする。

食卓を囲んで食事をするときほど、その人のライフスタイルや人間関係のあり方が如実に現われる場面はない。家のみならず、職場や学校では、昼食をだれとどうやって食べているのか？

そのように考えると、栄養指導を行なう栄養士は、その人が心の奥底にしまっておきたいような、とてもたいせつな場面とかかわりを持つということだ。まさに、なにを食べるのか、だけでなく、どんな食卓でどのように食べるのか？　ということがテーブルにのせられる。

栄養指導にさいしては、食事の写真を撮ってもらうことが多い。それならば、ついでに食卓や食事をする部屋の写真を持ってきてもらうとよいかもしれない。百聞は一見に如かず。食事のさいにどこに座って、他の家族はどこに座って、どんな会話をして……といったぐあいに食卓の風景が目に浮かぶようになることは、その人に近づくためにおおいに役立つだろう。

傾聴――これは自分の価値判断を留保して、心の中を真っ白にして患者さんの言葉に耳を傾けることをいう。食卓について聴くさいは、この傾聴の態度が必要だろう。患者さんのいうことに、いちいちコメントしたり、指導や助言を差しはさんだりするのは禁物である。そんなことをすればたちまち口をつぐんでしまうだろう。患者さんのいうことに相槌を打って「受容」し、食卓の風景が目に浮かぶように質問していく（明確化）。それだけでいい。

栄養指導において、栄養学的な内容を教えるより、行動変容させることのほうが、何倍もむずかしいのではなかろうか。

食卓が目に浮かび、横で話している患者さんの表情・態度と一致した瞬間に、「共感」という現象が起きるだろう。治療者が共感できたとき、患者さんも、「わかってもらえた」と共鳴する。それが〝行動変容〟の原動力となる。カウンセリングマインドを持つというのは、そういうことではないか。

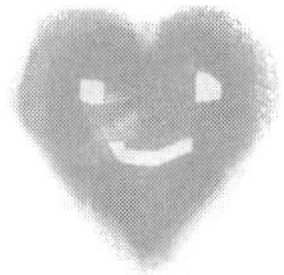

心の病とともに生きる

マイク・ミルズのうつの話

2013年10月に封切られた『マイク・ミルズのうつの話』は、アメリカの映画監督マイク・ミルズが、都会に住んで、抗うつ薬をのんでいる日本の5人の「うつ病者」の生活をありのままに撮影した、貴重な映画である。何年も抗うつ薬をのみ続け、「うつ病とともに生きる」人たちのドキュメンタリーだ。

うつ病患者の数は、最近、急激に増えた。厚生労働省の調査によれば、うつ病患者数は、1999年に24万人だったものが2008年には70万人となった。わずか9年間に約3倍である。

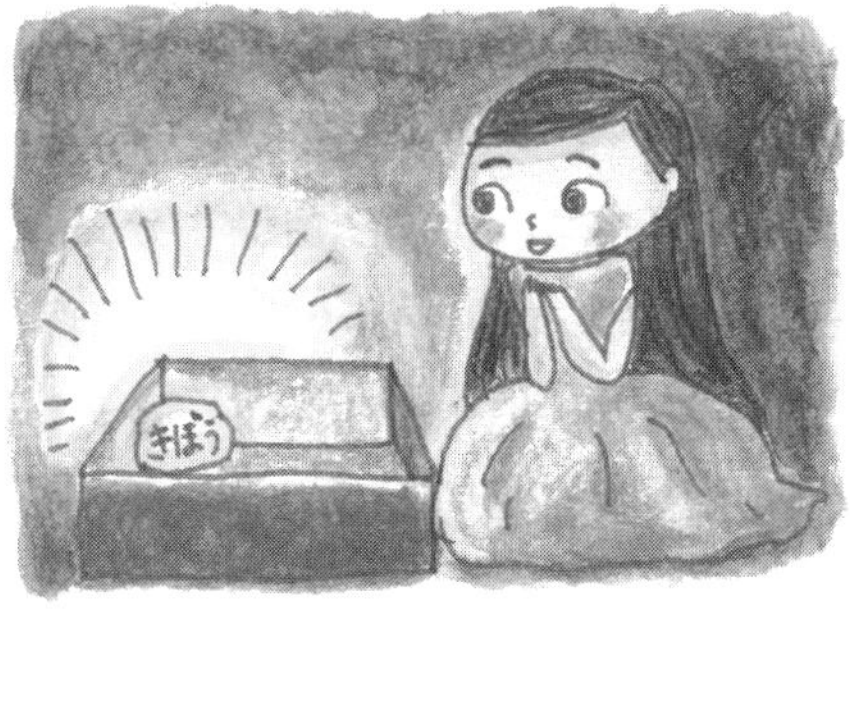

患者数の増加は、現代社会のストレスの増加によるのではないかとしばしばいわれるが、じつは、製薬会社のマーケティング戦略の一環としての「啓蒙活動」によるところが大きい。

これについては、諸外国でも同様の経緯をたどっており、『精神疾患は脳の病気か？――向精神薬の科学と虚構』（E・S・ヴァレンスタイン著、功刀浩監訳、中塚公子訳、2008年、みすず書房）にくわしいので、興味のあるかたは参照されたい。この映画はそうした〝うつ病現象〟をとり扱うことを、一つには意図している。

しかし、この映画では、なによりも、うつ病であることをカミングアウトし、その生きざまを公開した出演者の姿に心を動かされる。これは、「粋《いき》」ではないか。

うつ病は完治する場合が多いが、なかなか治らないことも少なくない。われわれは、とかく病気を、「治ったか」「治っていないか」で二分しがちである。しかし、病気を持ちながらも、人生を楽しむ、夢を求めて歩み続ける、という新しい考え方がある。それができるようになったら、完治していなくても、「リカバリー」したという。

この映画を精神栄養学的に見た場合、5人のうつ病者の食生活や栄養状態について、あまり焦点が当てられていないのは、やや残念である。ただし、15年間うつ病に罹患し、ほとんど病気を克服しつつあるように見えるTさんは、運動をよくやっていることがわかる場面があり、これはよかった。

Tさんは、映画のラストで、「うつ病の場合は、『希望』がすごい大きな薬になる」と語る。

パンドラの匣《はこ》

自分が心の病気にかかったことを公表した〝元祖カミングアウト〟は、作家の太宰治かもしれない。彼は、27歳のとき、パビナールという麻薬性鎮痛薬の依存症にかかり、精神科病院に入院したが、その体験を、『HUMAN LOST』という短編小説に発表している。

太宰は、その7、8年後に『パンドラの匣』という小説を書いた。

ギリシャ神話のパンドラの匣の物語は、あけてはならぬ匣をあけたばかりに、病苦、悲哀、嫉妬、貪欲、猜疑、陰険、飢餓、憎悪など、あらゆる不吉の虫がはい出し、それ以来、人間は永遠に不幸に悶えなければならなくなったが、しかし、その匣の隅に、けし粒ほどの小さい光る石が残っていて、その石に幽《かす》かに「希望」という字が書かれていたという話である。

太宰の小説は、第二次世界大戦の終戦直後に、結核を病んだ青年が、終戦の玉音放送をきっかけに、病気を隠しながら生きるのをやめ、「健康道場」と呼ばれる療養所に行って再生を目指す物語である。

「不思議な光がからだに射し込み、まるで違う世界に足を踏みいれたような、或《ある》いは何だかゆらゆら大きい船にでも乗せられたような感じで、ふと気がついてみるともう、昔の僕ではなかった。」

（太宰治『パンドラの匣』より）

その健康道場の日課が興味深い。30分間の〝屈伸鍛錬〟（手足と腹筋の運動）と、看護婦による〝摩擦〟（ブラシで全身をこする、マッサージのようなものらしい）とを、一日にそれぞれ5回ずつつくり返すものだ。当時の医学常識では、結核患者に運動をさせるのは危険なこととされていたらしいが、その道場では、運動を熱心にやる人ほど、回復が早かったらしい。

これは、現代のうつ病治療にも通じるところがある。うつ病治療では、休息よりも、運動することが有効であることを示唆する研究結果が増えていることは、45〜54ページに書いたとおりである。

松本ハウス『統合失調症がやってきた』

もう一つ、心の病をカミングアウトし、病気とともに生き、克服した記録として、お笑いコンビの松本ハウスが書いた『統合失調症がやってきた』（イースト・プレス）がある。コンビの一人ハウス加賀谷は、統合失調症に罹患しながらも、人気番組『タモリのボキャブラ天国』や『電波少年』などに出演していた。ところが、病気の増悪によって、99年から約10年間、芸能活動を中止せざるをえなかった。その後、本人の努力に加えて、薬物療法の進歩もあり、病状が改善し芸能活動に復帰した。その記録である。

筆者は、2013年8月26日、TBSラジオ『荻上チキの Session-22』に松本ハウスが出演したさい、コメンテーターとして出演したこともあり、この本をじっくり読ませていただいた。

これは、統合失調症の療養、そして、心の病とともに生きるためには、たいへん参考になる本だ。統合失調症の症状や機能障害が当事者の目で語られているだけでなく、病気がどのようにして発症し、どのように再発したか、そうしてどのように回復に向かうのか。入院治療での体験から、主治医とのやりとり、しだいに回復して仕事ができるようになっていく過程など、リカバリーへの道標となるヒントが満載である。

番組の最後に「言っておきたいこと」として、ハウス加賀屋さんがリスナーに向けて語った……というより叫んだ。

「皆さん、ゼッタイに希望を失わないでください！　自分の夢に向かって、あきらめないでください！」

心の病気があっても、それを受け入れ、希望をもって生きることができるようになれば、最早、病気からは立ち直っていることになる。病気とは、「とても気になって仕方のないこと」であるのだから。たいせつなのは姿勢であって、状態ではないのだ。

その姿勢を取り戻すにはそれなりの時間がかかる。けれども、そのパンドラの匣が開いて、最後に希望に巡り合うまでに、とても貴い時間を過ごしていることも確かであって、それによって新しい人間に生まれ変わることができるのだろう。

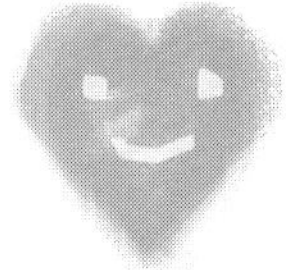

現代の〝隠れストレス〟

うつ病と扁桃体

２０１３年10月20日にＮＨＫスペシャル『病の起源・第３集／うつ病――防衛本能がもたらす宿命』が放送された。※その番組で、筆者はうつ病の人の診察と脳科学的検査を行ない、一部、解説的コメントをさせていただいた。

番組では、脳の「扁桃体」という領域の働きに焦点を当て、うつ病の起源を探っていく。生物の進化の過程で、扁桃体が形成されることによって、天敵から身を守ることができるようになった半面、扁桃体が過剰に働いてしまうと、ストレスを感じる度合いが強まり、うつ病になってしまうという話。

魚を１か月間、天敵といっしょに水槽に入ったまま逃げられない状態に置いておく実験を行なうと、その魚はあたかもうつ病を発症したかのように、水槽の底にじっとして動か

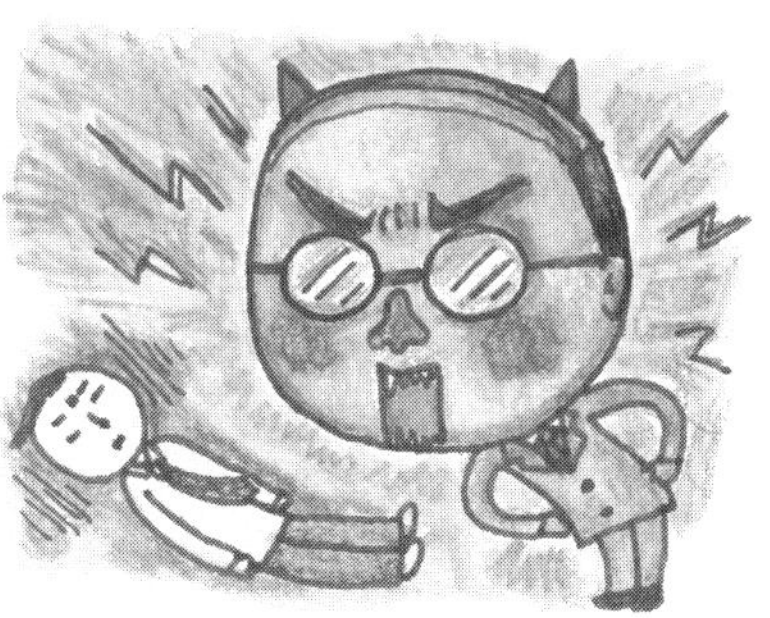

※　番組内容はその後『NHKスペシャル病の起源　うつ病と心臓病』（2014年 宝島社）として出版された。

なくなってしまう。チンパンジーでも、長期間仲間から隔離されて育った動物は、その後、うつ病のような行動を示し、外に出ようともせず、ほかの仲間と楽しむことができない。

扁桃体は、恐怖に関する記憶を司っている。たとえば、扁桃体が損傷されたサルでは、蛇を怖がらなくなってしまうことなどが古くから知られている。

実際、脳画像研究の進歩によって、うつ病の人では、扁桃体の活動が過剰になっていることや、扁桃体の働きをコントロールしている前頭葉の働きや構造の異常があることがわかってきている。

扁桃体で恐怖を感知すると、ストレスホルモンが放出される。これは、血糖値を上げて筋肉が動きやすい状態にするなど、天敵から身を守るために役に立つように働く。

しかし、ストレスホルモンの過剰な状態が長期的に続くと、神経栄養因子の働きが低下して脳が傷害され、うつ病が発症すると考えられている（59〜63ページ参照）。恐ろしい上司（＝天敵？）のそばでいつもびくびくしていると、うつ病になるしくみである。

アフリカ狩猟採集民にはうつがない？

番組でおもしろかったもう一つの点は、アフリカの取材である。この取材によれば、タンザニアの狩猟採集民ハッザには、文明社会の人々と比べてうつ病の症状が非常に少ないという。

番組では、その理由の一つとして、この人々の社会では、〝平等〟が原則になっているからではないかという。食物を採取したら、その日の食べ物が多いときでも少ないときでも、すべての人々に平等に分配する。番組では、平等な状況では、扁桃体が活性化しにくいという脳画像研究の所見も紹介された。

しかし、この狩猟採集の人々では、平等ということのほかに、うつ病を発症しにくいように働く種々の生活様式がある。

現地の人に対するインタビューで、「将来への希望はありますか」という問いに、「明日のことは明日になってみないとわからない」と答える。明日食べる食事は明日手に入れるのがあたりまえであって、今日から心配したところでなにも始まらない、というわけだ。

老後の年金のために喧々諤々《けんけんがくがく》しているわれわれとは、えらい違いではないか。

もちろん、アフリカの生活に戻ろうなどといい出すつもりはない。しかし、うつ病にならないためのヒントはたくさんあるのではないか。特に、生活習慣だ。

便利さがもたらす隠れストレス

現代人は、ストレスを受けないで生活できるように——というより便利さを追求して——

―いろいろな発明を重ねてきた。そのおかげで、食べ物は充分すぎるほど手に入り、口当たりのよい食品があふれている。しかし、そのおかげで、飽食やエネルギー過剰摂取、食の製品化の過程で生じる栄養バランス異常という負の面が生じている。

また、自動車の発明によって、移動するのが楽で速くなった反面、慢性的な運動不足に陥っている人が非常に多い。そして、電燈などの電気製品の発明によって、一日24時間を仕事や遊びに費やすことができる。これは、夜型生活や、睡眠―覚醒リズムの乱れにつながっている。

「食―運動―睡眠」の3つは、互いに密接に影響しあう。

運動が不足すれば、エネルギー過剰につながり、睡眠の量・質ともに低下する。睡眠不足になると、運動する気も起きなくなる一方、食欲はかえって増えて、肥《ふと》りやすくなる。仕事や勉強の能率も低下する。夜型生活になると、夜食を食べる機会が増え、肥満になりやすいうえ、朝食を食べられなくなる。朝食を欠食すると、末梢の体内時計がリセットされず、体がしゃきっとしない。これも、仕事や勉強の能率低下をもたらす。仕事の能率が上がらないと、長時間労働になるし、ミスも増える。そうなると、ますます、運動などをやっているヒマはないし、上司からどなられる回数も増える……。

以上のように、人類が文明化の過程で勝ち得た数々の発明は、健康面で負に働くことも多く、それが逆説的にストレスを引き起こしている。これは気づきにくいことから、「現代の隠れストレス」と筆者は呼んでいる。

食生活習慣を含め、睡眠、運動など健全な生活習慣を持ち、「隠れストレス」の影響を受けないようにすることが、活力ある生活を送るために基本的かつ重要である。これは、いうまでもなく、認知症やその他の生活習慣病の予防にもつながる。

ただし、これは個人だけの問題にとどまらない。番組でも指摘されていたが、社会全体で考えていかなければならないことでもあるだろう。

朝食力と睡眠力

無《む》間《げん》奈《な》落《らく》

東京のかなり郊外にある職場に向かって、地下鉄に乗り、終点で降りてさらに奥地へと私鉄電車に乗りかえる。

「終点です。車庫に入りますのでこの先ご乗車できません」

朝、８時前。アナウンスを聞いてあたりを見まわすと、やっぱりいらっしゃる。爆睡青年。終点に着いても気づかずに眠ったまま。車掌が駆け足で起こしてまわる。

こうした爆睡青年はうつ病患者第一候補ではないか、とひそかに思っている。

なかには、サラリーマン風の男性もしばしばみかける。怖い顔をした上司の下で、仕事を適当なところで切り上げて帰宅することができず、夜はコンビニあたりでパンやおにぎりを買って空腹をごまかし、うかうかしているうちに余計な仕事を押しつけられ、夜遅く家に帰って、やっと自分の時間。コンピュータゲームでどことなく上司の顔に見えるエイ

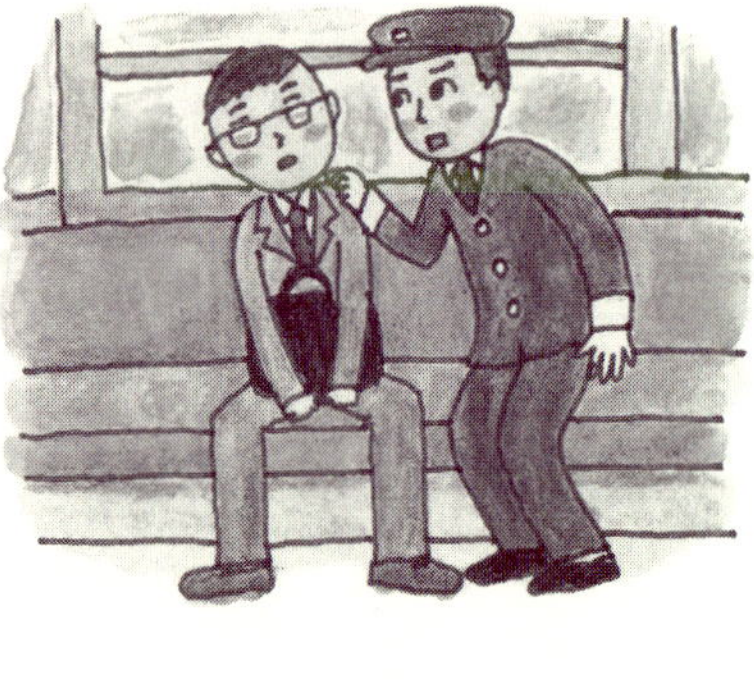

リアンを思いっきりやっつける。相手を打ちのめすまではやめられない。負けたときには無性に腹が減る。菓子パンだろうが、バナナだろうが、チョコレートだろうが、ブロッコリーだろうが、味つけのりだろうが、食べられるものはなんでも口にほうり込む。そうして、また上司をやっつける。倍返しだ。

もうろうとしてきて、気づいてみると朝の5時。いちもくさんにふとんにもぐり込む。なにがなんだかわからないがおなかがいっぱいなので、朝食はスキップして電車に飛び乗り、寝たと思ったらあっという間に終点。車掌さん、いつも起こしてくれてありがとう。会社に着いて、さあ仕事。ああ、今日は書類提出のしめ切りだった。心は焦る。でも、頭はボーッと汽笛が鳴っている。調子マジ出ない、能率チョー悪い。ふと顔を上げると、夢の続きかエイリアン、いや、怖い顔をした上司がにらんでいた……。

きちんと朝食をとることと睡眠習慣とのあいだには、切っても切れない関係がある。

万国共通の〝朝食力〟

朝ごはんを食べると成績がよくなるという調査結果は有名であるが、うつ病などのメンタルヘルスの問題ともおおいにかかわってくることもわかってきている。

ワシントン大学の精神医学・行動科学研究グループが行なったおもしろい調査がある。(1)

アメリカには「健康な人になるための生活習慣指針2020」というモノがあり、ワシントン州の青年（中学2年生、高校1年、3年生）およそ8万人を対象に、①禁煙、②薬物依存でない、③朝食をとる、④充分な睡眠（8時間以上）、⑤運動習慣（ほぼ毎日60分以上）、⑥肥満でない、という6つの指針を守れているかどうかを調査し、うつ病症状の有無との関連を検討した。

6つの指針すべてを守っていたのは、わずか6％であったが、84％の人は3つ以上の指針を守っていた。朝食をとっていたのは64％であったが、充分な睡眠は40％にすぎなかった。メンタルヘルスとの関連では、守っている指針の数が多い人ほど、うつ病症状を持つ人の頻度が低かった。

同様の調査は、イスラム国家のオマーンでもなされている。5409人の青年（14～20歳）を対象に、①充分な睡眠（7～8時間）、②毎日朝食をとる、③間食をしない、④禁煙、⑤運動（学校の授業以外で週1回以上の運動）の5項目について調べたところ、やはり順守している習慣の数が多いと、うつ病症状のリスクがおよそ3割低かった。(2)

インドの青年1814人を対象として、朝食摂取の影響に焦点を当てた研究もある。(3) それによれば、朝食をとる人は、野菜・くだもの・乳製品の摂取が増え、肥満のリスクが減り、運動習慣を持つ人が多く、勉強時間が増え、うつ病症状が減るという。

洋の東西を問わず、宗教を問わず、朝食をとることは、精神的健康にとってもポジティブに働くと考えられているし、他の健康習慣とも相互に密接な関連がある。

朝食力は睡眠力とセット

一方、「朝は排泄の時間なので、朝食をとるとかえって体に悪い」「朝食をとらないほうが調子がよい」と主張する人もいる。実際、起きたばかりの時間帯は、空腹感が乏しい。でも無理して食べたほうがいいのか？　かえって太るのでは？　という疑問が湧くのも、もっともである。

ただし、筆者の体験では、起床後なにも食べずに小一時間も活動していると、かなりの空腹感が襲ってくる。むしろ、朝食を食べないで活動するほうに無理がある、というのが実感だ。

筆者がこれまでの人生の中で最も真剣に勉強に励んだのは、悲しい哉《かな》、大学受験の浪人時代かもしれないが、その1年間は、早起きをして、朝にひと勉強終わらせ、しっかり朝食をとり、予備校に行き、夜19時には勉強を終わらせ、リラックスタイムを過ごして、22時には寝てしまうという生活であった。そうして、体がだぶつかないように、週に何回かジョギングもしていた。

午前中、「朝食の消化にエネルギーが費やされて授業に集中できない」ことはなかったし、むしろ朝食なしでは腹ペコで勉強どころではなかっただろう。

そういう生活が、最も効率的であり、パフォーマンスが高いと今でも思っている。企業戦士も、遅くまで残業しているより、就業時間内に集中して仕事をして、さっさと帰宅するほうが、会社全体のパフォーマンスが大幅にアップするのではなかろうか。

ただし、そんな修行僧のような生活はなかなか続けられるものではないし、おもしろみに欠ける面もある。筆者も大学に入ったとたん、ご多分にもれず、修行僧から爆睡青年へと変貌をきたし、その後は、両者を行ったり来たり。結果、このような文を書いて、無間奈落にハマらぬよう、みずからを戒めている次第である。

原点に戻る

失楽園

原始人になりたい。そう思ったことはないだろうか。

毎日、なぜ、朝早く起きて夜遅くまで働かなければならないのだろうか。眠い目をこすって、満員電車に揺られないといけないのだろうか。人混みの中を進まなければならないのだろうか。狭い部屋の一か所で、一日じゅうパソコンのキーをたたかなければならないのか。外を見れば、青い空、白い雲。すがすがしい空気。なぜ、暗い道をトボトボ帰らなければならないのだろうか。

原始人の生活。朝日が昇ったら、その日に食べるだけの食糧をとりに行く。なにか新しいことを発見したら、それだけで楽しい。ああ、ここにきれいな花が咲いた。ああ、ここに美しい実がなるのか。ここにおいしい魚が……。発見しても、特許を申請する必要はない。

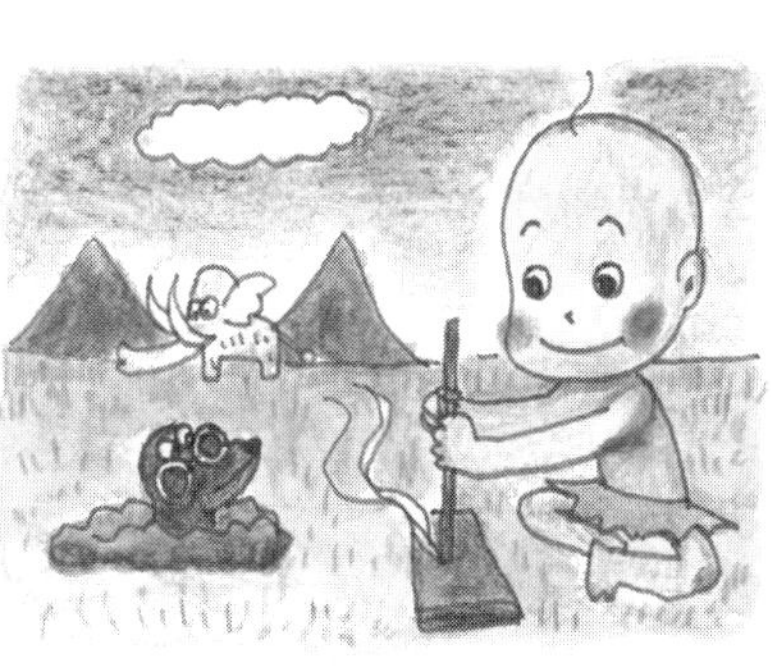

エデンの園。アダムとイブが、知恵の樹になる禁断の果実を食べたときから、この楽園は失われたといいます。

森の生活

森に生きる人たち、たとえばピグミーの人たちは、今日食べるものは今日とりに行きます。食物をため込んだりはしません。だからいつも新鮮です。賞味期限を気にする必要はありません。

食べ物をたくさんとってきた人がたくさん食べたり、王様になったりすることはありません。皆、平等に食卓を囲みます。食べ物をとってくることができない人も、同じだけ食べることができます。これは温《あった》かい世界ではないでしょうか。

がんばった人は生きていけるが、がんばれなかった人は消えていくのではありません。森の社会で働きすぎは禁止です。「努力家」はイケマセン。楽しくなくなってしまいます。だれかが「うつ」になってしまいます。

森の人たちは、ただ本能に従って生きているだけではありません。草や実、根っこ、どれをどうしたら食べられるか、薬草はどこにあるのか、なにからなにまでよく知っています。そこには「理」が、そう、『栄養と料理』がしっかりとあるのです。

そうして、森の生活を否定するような手段をいっさい使いません。家を建てるのも、森の材料しか使いません。産業廃棄物は発生しません。この規則は、「子どもや孫たちの世代が安心して暮らせるような世界を創る」という、どこかで聞いたようなセリフをまっとうするにはとても理にかなっているのです。何千年たっても、安心して暮らしていけそうです。

もちろん、森の生活もいいことばかりではありません。病気や死もあります。哀しみの時間は当然のようにあります。しかし、森の生活は笑いに満ちています。一日数時間、食物を求めて「仕事」をしますが、その仕事もわくわくする仕事です。スポーツ、パソコンゲームよりずっとおもしろいかもしれません。そうして、一日分の食事が手に入ったら、あとはおしゃべりや踊りに興じているといいます。

森の生活は、心が満たされる温理哀笑の世界です。

明日への道

私たちは、文明と闘争の歴史を学んできました。文明化を早く進めた者が勝ちという世界の歴史です。「イノベーション」をなし遂げた者が「英雄」となり、他に優越することで、世界が住みやすく、平和になるといいます。でも、これは征服者につごうのよい論理であり、つねに相対的な価値であるような気もします。

私たちは、原始人についてもっと学ぶべきではないでしょうか。けれども、あまり学校では習いませんでした。教えてくれるのは、森の人たちを調査した人類学者と、グアム島のジャングルで28年間を過ごした超人の横井庄一さんくらいでしょうか。

「川の中で洗濯をしていると裸の背中をチクリチクリと挟むものがいます。星あかりでよく見ると、大きな川エビでした。生きたのをそのまま皮をむいて食べたら非常に美味でした。いまだに、その時のエビの味は忘れられません。」

（横井庄一著『明日への道』より抜粋）

もともと文明生活を送っていた人が、戦争をきっかけにジャングルの狩猟採集生活を築き上げた横井さんの体験記は、人類史上最も貴重な記録の一つではないでしょうか。そこには「食」の原点がちりばめられてありました。

原始人に戻れないなら

原始人に戻りたい。でも、それはできません。

試しに木をこすって火熾《ひおこ》しをやってみました。わりとうまくできました。ひょっとして原始人に向いているのでは？　とも思いました。でもそのぐらいで原始人にはなれません。南の島で豊かな森を見ました。1mも足を踏み入れることができませんでした。都会のジャングルで暮らすほかはありません。

「文明が急速な変化を遂げる時期には、多くの成果が獲得されると同時に多くの欠陥も生まれる」

文化人類学者のクロード・レヴィ=ストロースはこういいました。現代は、もっと急速に変化しています。100年前、いや10年前に、電車の中でほとんどの人がスマホを押し続ける姿をだれが想像できたでしょうか？

人間の食べ物も恐ろしいスピードで変化しています。便利になっている反面、多くの欠陥も生まれています。心の健康にも大きくかかわってきます。本書の拙い文章でいくつか紹介してきました。

奇しくもこの原稿を書いた日、青色LEDの発明で日本人がノーベル物理学賞をとりました。不意に頬《ほお》を平手打ちされたような錯覚に陥りました。筆者も研究者の端くれとして、多少とも世の中に役立つ成果をあげられるよう、これからも研究を続けたいと思います。

巻末付録

五七五で覚える「活力ある生活の10か条」

うつ病になってしまった場合、まずは早めに気づくことがたいせつです。

一方、ストレスが続いても、日ごろから食事・睡眠・運動に気をつけることで、うつ病になるのを防ぐことができます。

食事を中心とした生活のポイントを、五七五でまとめてみました。

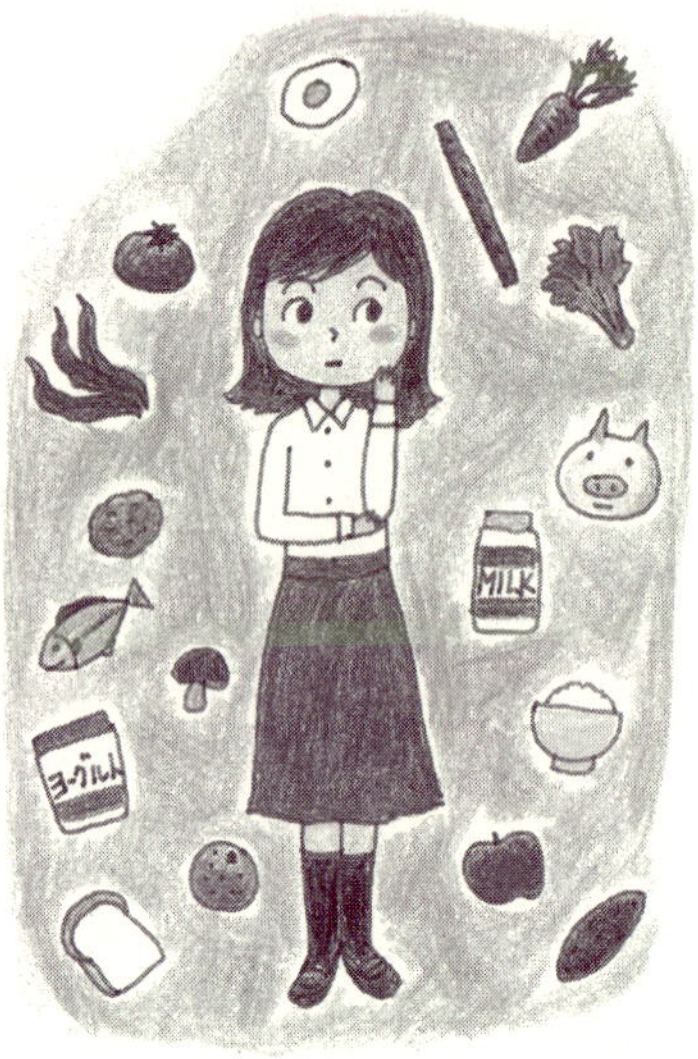

●その1

目覚ましの
陽《ひ》と味《み》で合わす
体内時計

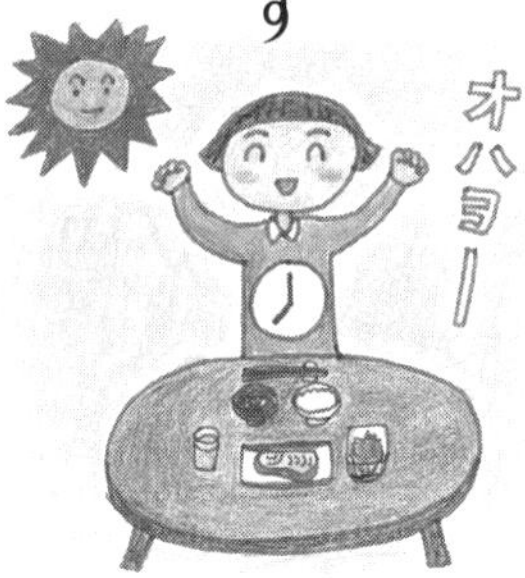

毎朝、光と食事で体内時計を整える

うつ病を予防し、活力ある生活を送るための基本は、睡眠と食事と運動です。

まずは、夜間にぐっすり充分な睡眠をとりましょう。そして目覚めたら、太陽の光を浴びましょう。目の奥にある体内時計の中枢（視交叉上核）に光の情報が届くことで体内時計がリセットされます。

また、朝食をきちんと食べることは、エネルギーを補充するだけでなく、体内時計をリセットするという点からも重要であることが「時間栄養学」の研究からも明らかにされています。もちろん、朝食だけでなく、昼食、夕食も規則的にとるほうがよいのです。

●その2

はじめよう
電車階段
ゆる登山

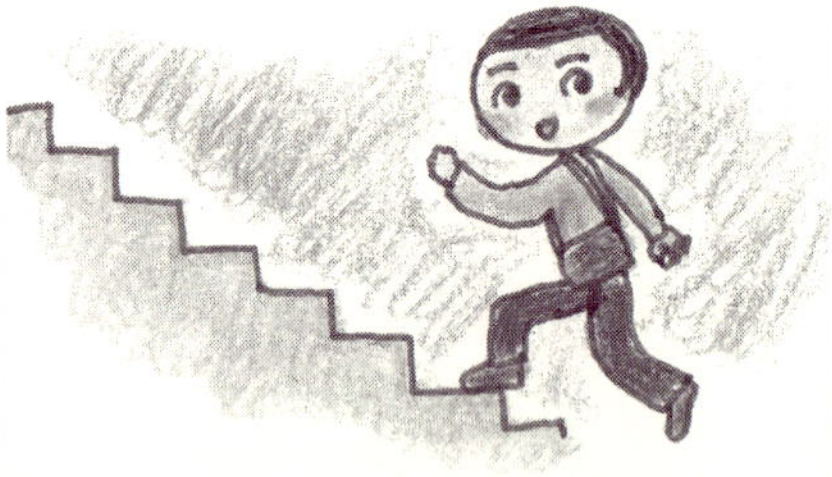

運動も身近なところからなら始めやすい

運動をしようといっても習慣にするのはなかなかたいへんです。まずは、可能なら車通勤をやめて、電車通勤にしましょう。そうして、駅ではエスカレーターでなく階段を使う、といったところから始めるのがよいでしょう。一駅手前で降りて歩くという方法もあります。

階段に慣れたら、次は山に挑戦です。まずは低い山でいいじゃないですか。高い山を目指すことはありません。近場の低山に行って気楽に楽しむ「ゆる登山」は、ひそかなブームになっています。

登山という行為は、全身を使う、新鮮な空気を吸う、前頭葉も使う（計画を練ったり、行き方を考えたり）、頂上に登った達成感を味わう、など多くの点で健康に寄与します。オフィス街とはまったく違うシチュエーションで、思いがけない発想が浮かぶというメリットもあります。快眠効果もあります。

もちろん、登山でなくてもけっこうです。身近なところから運動習慣をつけるようにしましょう。

●その3

ストレスも
腸トレすれば
疲れトレ

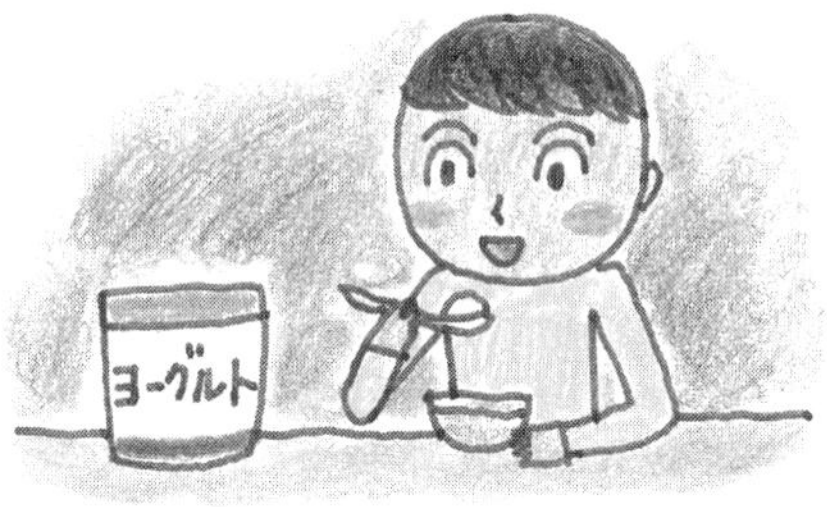

腸内細菌叢《そう》の改善でストレスに強くなる

腸内細菌叢の改善が、脳機能やストレスの改善に有効であることを示す研究が、近年蓄積されてきています（くわしくは128 ～ 137ページ）。

腸内細菌叢を改善するには、プロバイオティクス（生きた乳酸菌やビフィズス菌などの善玉菌を腸内に届けて、腸内細菌叢のバランスを改善する）やプレバイオティクス（オリゴ糖や食物繊維などの腸内細菌叢改善に役立つ食べ物）を摂取する「腸トレ」が効果的です。それによって、腸内の炎症なども治まり、イライラや疲れた気分も改善される可能性が指摘されています。毎日続けることも大事。毎朝のヨーグルトや、乳酸菌飲料を心がけましょう。

●その4

カロ計で 体とココロ 軽やかに

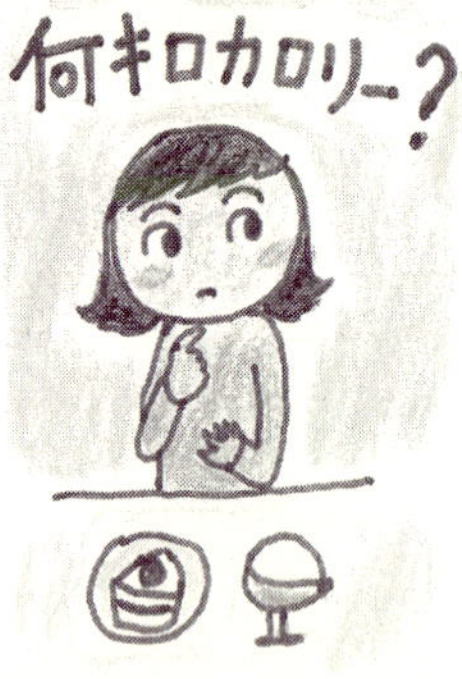

自分に必要な食事の量、知っていますか？

肥満はうつ病のリスクを高めるということがわかってきています。現代のように食べ物がいくらでもある時代では、摂取カロリーを計算して自己管理すること、略して「カロ計」もうつ病予防のカギとなります。

自分が一日に何キロカロリー必要か知っていますか？　体重×30kcalを運動量でプラスマイナスしたものがおおよその目安。体重を減らしたい場合は、そこから一日200 ～ 300kcalのカロリー制限をします。

なお、自分に必要なエネルギー量は、「日本人の食事摂取基準[※]」でも確認できます。さらに「ごはんなら軽く１杯で240kcal」など、食事の量もカロ計できれば鬼に金棒です。

※　厚生労働省「日本人の食事摂取基準（2015 年版）」を参考にしていただきたい。ちなみに、30～40歳代の男性（身体活動レベル：普通）なら１日 2650kcal、30～40歳代の女性（身体活動レベル：普通）なら、2000kcal です。

●その5

米ぬかと
ふすまのぞけば
もぬけの殻

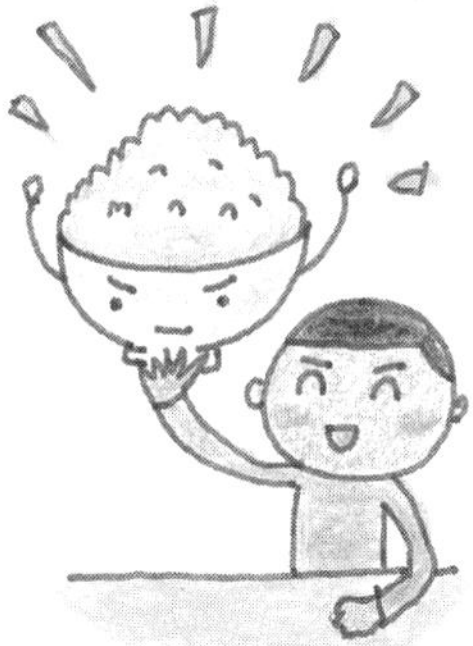

穀類はできるだけ精製度の低いものを

穀類は炭水化物の主要な摂取源です。しかし、同じお米を食べるにしても精製した精白米と玄米を食べるのとでは、栄養価はまったく異なります。

米ぬかのついた玄米ごはんと精白米ごはんを比較すると、ミネラル（カルシウム、マグネシウム、リン、鉄など）がおよそ2～7倍、ビタミン（E、B_1、ナイアシン、葉酸など）は3～10倍以上、食物繊維はおよそ5倍です。

小麦のふすまは米のぬかに相当するものです。せっかくの栄養素も精製することで失われてしまい、まさに炭水化物だけの「もぬけの殻」になってしまいます。穀類は精製したものではなく、全粒穀類をとるようにしましょう。

●その6

魚《とと》食ひて
エイコサドコサ
心地よか

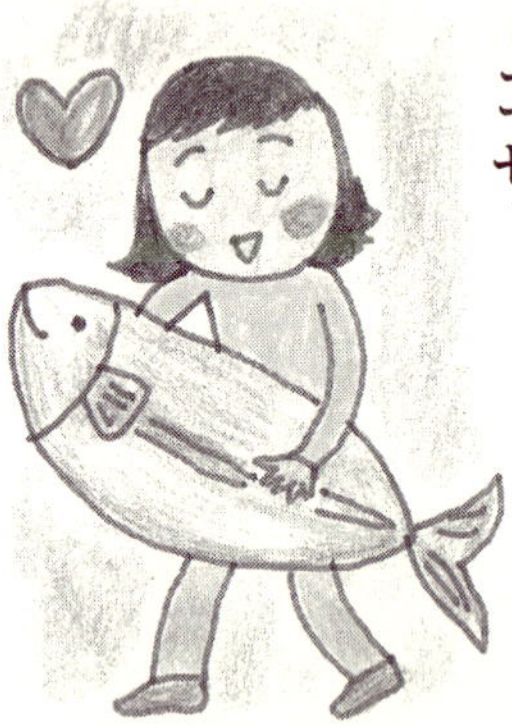

EPAやDHAも脳によい効果

主菜では、魚料理をよくとるようにしましょう。日本人は元来、魚をよく食べるほうでたいていはだいじょうぶだと思いますが、魚をあまり食べない人は要注意です。週に2～3回は食べましょう。

魚油にはエイコサペンタエン酸（EPA）、ドコサヘキサエン酸（DHA）が豊富に含まれています。これらのn-3系多価不飽和脂肪酸は魚以外にはほとんど含まれていないのですが、脳内ではうつ病の改善に有効な「神経栄養因子」を増やすこともわかってきています。

●その7

アミノ酸
ひとつ欠けても
用なさん

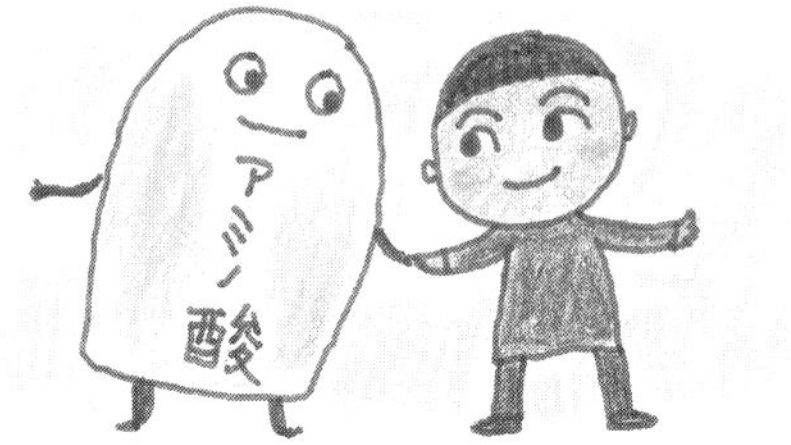

心の活力には良質なたんぱく質が欠かせない

ヒトの体を構成するたんぱく質や酵素は20種類のアミノ酸からできています。そのうちの9種の必須アミノ酸は食物からとる必要があります。9種のアミノ酸のうち、どれか一つが不足していてもたんぱく質としての働きが低下することが知られています。

アミノ酸は、セロトニン、ドーパミン、ノルアドレナリン、アドレナリンなどの元気を出すための神経伝達物質の原料となり、また、γ-アミノ酪酸（GABA）、グルタミン酸、アスパラギン酸など、脳の主要な神経伝達物質もアミノ酸でできているのです。

セロトニンの原料となるトリプトファン、ドーパミンやノルアドレナリンの原料となるフェニルアラニン、メチル化サイクルに必要なメチオニン（特に活性型メチオニン）は抗うつ効果がある可能性が指摘されています。

●その8

種や芋
きのこ海藻
マメかじり

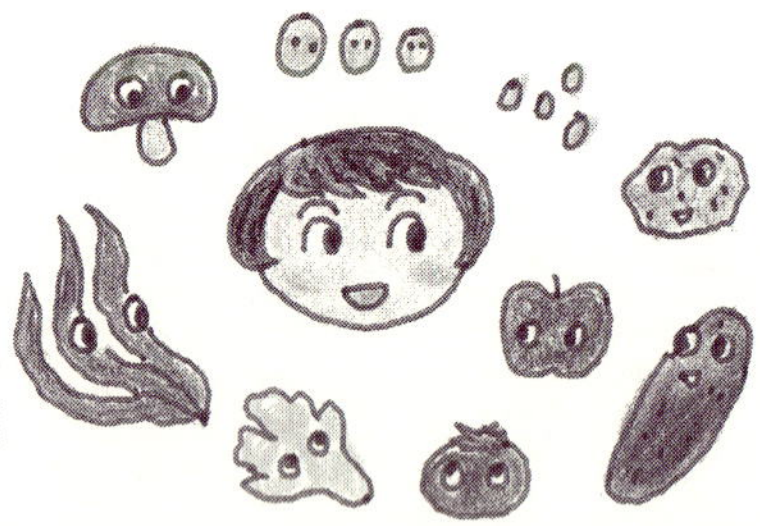

ビタミンやミネラルが豊富な食品も忘れずに

種実、野菜（**や**さい）、**芋**、**きのこ**、**海藻**、豆（**マメ**）、果実（**かじ**つ）をよくとること、これは健康な体や脳のための大原則です。副菜には野菜はもちろんのこと、芋やきのこ、海藻も使ったり、豆を用いたおかずのレパートリーを増やしたり。種実も食事やおやつにマメに加えましょう。くだものは一日にみかん２個、またはりんご１個程度が目安です。

これらの食品の効用は、書いたらきりがありません。その多くはカロリーが控えめで、ビタミン（葉酸など）、ミネラル（鉄、ヨウ素、カリウム、カルシウム、マグネシウムなど）、食物繊維など、うつを防ぐ栄養素を多く含み、生体調整機能を持つファイトケミカルも豊富です。

●その9

喫茶して
カテキンテアニン
ビタミネラル

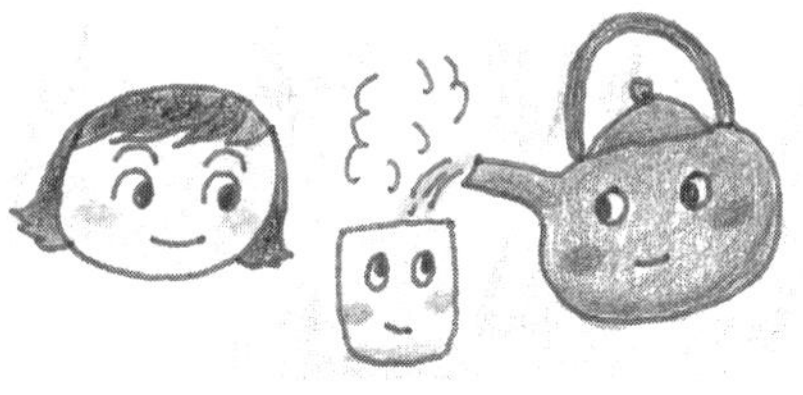

緑茶の成分にはリラックス効果が

食後には緑茶を飲みましょう。昔から、お茶を飲む人は健康であるといわれてきました。鎌倉時代に臨済宗を創始した栄西は、中国から宇治にお茶を伝え、『喫茶養生記』という本の中で、「茶は養生の仙薬なり。頻《しき》りに茶を喫すれば、則《すなわ》ち気力強く盛なり」と記しています。

緑茶にはカテキン（ポリフェノールの一種）のほかにテアニンという成分が含まれています。テアニンはアミノ酸の一種でリラックス効果などの精神安定作用があります。玉露や抹茶などの高級茶に多く含まれていますが、そうでない緑茶には少なく、紅茶やコーヒーにはほとんど含まれていません。緑茶を多く飲む人はうつ症状が少ないという疫学的データもあります。

緑茶を飲めばビタミンやミネラルも摂取できます。ペットボトルより、茶葉を選び、水や温度にこだわってきゅうすでいれたお茶を楽しむようにしたいものです。

●その10

少しアル
縁と慈愛の
こころがけ

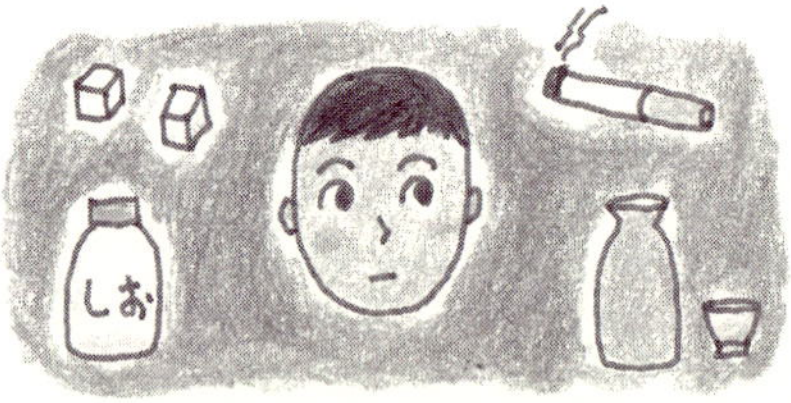

生活習慣病の予防はうつ病予防にもなる

これは単なる語呂合わせです。近年「食の安全」といって世間で話題になり、人々が恐れをいだくものに狂牛病や放射能の汚染などがあげられます。こうしたことで食べ物が汚染されないよう気をつけることもたいせつですが、じつはそれよりも怖いのは、お酒、タバコ、塩という、一見それほど害がないと思えるモノです。

高血圧や心臓病、脳卒中、がん、糖尿病などはこれらのとりすぎが原因となり、多くの人はこうした病気で亡くなっているのです。さらに、これらの生活習慣病はうつ病のリスクも高めます。アルコールは少なめにする（**少しアル**）、禁煙（**縁**）する、食塩（**縁**）をとりすぎない、そして低GI（**慈愛**）食を**心がけ**ることが、第一に重要なのです。

低GI（グライセミック・インデックス）食とは、食後に血糖値がすぐに上昇しないような食品です。同じごはんでも玄米ごはんはGI値が比較的低く、雑穀入りごはんはそれよりやや高くなり、精白米ごはんは最も高くなります。砂糖をとりすぎないことや食物繊維をとることも低GIにするためには重要なポイントです。

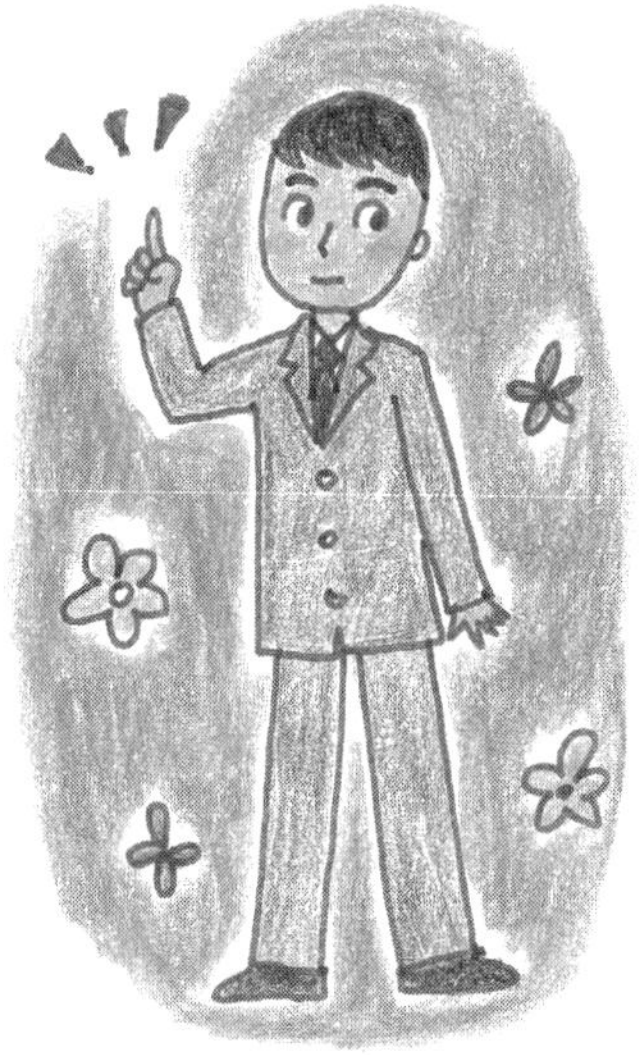

おわりに

本書は、月刊誌『栄養と料理』に2012（平成24）年1月号から14年12月号まで3年間にわたって連載した「ちょっと気になる精神栄養学」35話に、同誌24年5月号の特集「『うつ』をやわらげる」に書いた解説記事を追加して単行本化したものである。単行本にするに際し、若干の加筆・修正を行なった。

同誌において精神栄養学を取り上げていただいたのはほかでもない、監物南美さんをはじめとする女子栄養大学出版部『栄養と料理』誌スタッフの慧眼による。

心の病気、メンタルヘルスと食事や栄養との関係については、巷ではいろいろな考えや言説がとびかっている。本当かな？　と疑問になるような科学的裏付けに乏しいものも見受けられる。従って、これに関する科学的エビデンスに基づいた知識を読者に伝えたいという、スタッフの方々の熱意を肌で感じた。

筆者は連載が始まる少し前の2010（平成22）年から14年まで、文部科学省による「脳科学研究戦略プログラム：生涯健康脳」の研究課題として、うつ病をはじめとする心の病気をもつ患者さんに対する詳細な栄養学的研究を行なっていた。その研究を進める中で、心の病気における栄養学の重要性はホンモノであり、この分野をきちんと学問分野として確立しなければならない、それは患者さんにとって大きな福音になる、という強い思いに駆られていた。この思いは、『栄養と料理』のスタッフの熱意と大いに共鳴した。

連載が始まると多くの反響があり、栄養士研修会や市民講演会、メンタルヘルス研修会などに全国から呼んでいただいた。皆、心の病気に食生活や栄養がたいせつということについて学ぶ目は輝いておられたし、共感していただいた。そうした講演会で出会った方々に、筆者自身もいろいろと教えていただいた。この場において感謝申し上げたい。

連載にあたっては出版部の吹春秀典さんに大変お世話になった。単行本化に際してはカバーデザインを鈴木住枝さん、編集を鈴木充さんにお手伝いいただいた。ご主人（ツレ）が実際にうつ病になり、その闘病記が映画化された『ツレがうつになりまして。』の著者である細川貂々さんに素敵なイラストを描いていただいた。これは大変な幸運であった。心から感謝申し上げる。

２０１６年２月　紅白の梅とたたずむ小平にて

功刀　浩

(11) Haskell CF, Kennedy DO, Milne AL, Wesnes KA, Scholey AB: The effects of L-theanine, caffeine and their combination on cognition and mood. *Biol Psychol.* 2008; 77: 113-22.

(12) Owen GN, Parnell H, De Bruin EA, Rycroft JA: The combined effects of L-theanine and caffeine on cognitive performance and mood. *Nutr Neurosci.* 2008; 11: 193-8.

(13) Yin C, Gou L, Liu Y, Yin X, Zhang L, Jia G, Zhuang X: Antidepressant-like effects of L-theanine in the forced swim and tail suspension tests in mice. *Phytother Res.* 2011; 25: 1636-9.

(14) Wakabayashi C, Numakawa T, Ninomiya M, Chiba S, Kunugi H: Behavioral and molecular evidence for psychotropic effects in L-theanine. *Psychopharmacology (Berl).* 2012; 219: 1099-109.

(15) Ota M, Wakabayashi C, Matsuo J, Kinoshita Y, Hori H, Hattori K, Sasayama D, Teraishi T, Obu S, Ozawa H, Kunugi H: Effect of L-theanine on sensorimotor gating in healthy human subjects. *Psychiatry Clin Neurosci.* 2014; 68: 337-343.

(16) Ritsner MS, Miodownik C, Ratner Y, Shleifer T, Mar M, Pintov L, Lerner V: L-theanine relieves positive, activation, and anxiety symptoms in patients with schizophrenia and schizoaffective disorder: an 8-week, randomized, double-blind, placebo-controlled, 2-center study. *J Clin Psychiatry.* 2011; 72: 34-42.

(17) Ota M, Wakabayashi C, Sato N, Hori H, Hattori K, Teraishi T, Ozawa H, Okubo T, Kunugi H: Effect of l-theanine on glutamatergic function in patients with schizophrenia. *Acta Neuropsychiatr.* 2015; 27(5): 291-6.

脳によいケトン食とは？

(1) Henderson ST, Vogel JL, Barr LJ, Garvin F, Jones JJ, Costantini LC: Study of the ketogenic agent AC-1202 in mild to moderate Alzheimer's disease: a randomized, double-blind, placebo-controlled, multicenter trial. *Nutr Metab.* 2009; 6 : 31.

チョコレートの秘密

(1) 日本チョコレート・ココア協会のホームページより (http://www.chocolate-cocoa.com/statistics/domestic/world.html)

(2) di Tomaso E, Beltramo M, Piomelli D: Brain cannabinoids in chocolate. *Nature.* 1996; 382: 677-8.

(3) Herraiz T: Tetrahydro-beta-carbolines, potential neuroactive alkaloids, in chocolate and cocoa. *J Agric Food Chem.* 2000; 48: 4900-4.

3章

朝食力と睡眠力

(1) Adrian M, Charlesworth-Attie S, Vander Stoep A, McCauley E, Becker L: Health Promotion Behaviors in Adolescents: Prevalence and Association with Mental Health Status in a Statewide Sample. *J Behav Health Serv Res.* 2014; 41: 140-52.

(2) Afifi M: Positive health practices and depressive symptoms among high school adolescents in Oman. *Singapore Med J.* 2006; 47(11): 960-6.

(3) Arora M, Nazar GP, Gupta VK, Perry CL, Reddy KS, Stigler MH: Association of breakfast intake with obesity, dietary and physical activity behavior among urban school-aged adolescents in Delhi, India: results of a cross-sectional study. *BMC Public Health.* 2012; 12: 881.

心に作用する？ すてきな腸内細菌

(1) Dinan TG, Stanton C, Cryan JF: Psychobiotics: a novel class of psychotropic. *Biol Psychiatry.* 2013; 74: 720-6.

(2) Finegold SM: Therapy and epidemiology of autism--clostridial spores as key elements. *Med Hypotheses.* 2008; 70: 508-11.

(3) Williams BL, Hornig M, Parekh T, Lipkin WI: Application of novel PCR-based methods for detection, quantitation, and phylogenetic characterization of Sutterella species in intestinal biopsy samples from children with autism and gastrointestinal disturbances. *MBio.* 2012; 3. pii: e00261-11.

(4) Wang L, Christophersen CT, Sorich MJ, Gerber JP, Angley MT, Conlon MA: Increased abundance of Sutterella spp. and Ruminococcus torques in feces of children with autism spectrum disorder. *Mol Autism.* 2013; 4: 42.

(5) de Vrieze J. Medical research: The promise of poop. *Science.* 2013; 341: 954-7.

(6) Eiseman B, Silen W, Bascom GS, Kauvar AJ: Fecal enema as an adjunct in the treatment of pseudomembranous enterocolitis. *Surgery.* 1958; 44: 854-9.

(7) van Nood E, Vrieze A, Nieuwdorp M, Fuentes S, Zoetendal EG, de Vos WM, Visser CE, Kuijper EJ, Bartelsman JF, Tijssen JG, Speelman P, Dijkgraaf MG, Keller JJ: Duodenal infusion of donor feces for recurrent Clostridium difficile. *N Engl J Med.* 2013; 368: 407-15.

お茶のうま味成分「テアニン」の効果を探る

(1) Niu K, Hozawa A, Kuriyama S, Ebihara S, Guo H, Nakaya N, Ohmori-Matsuda K, Takahashi H, Masamune Y, Asada M, Sasaki S, Arai H, Awata S, Nagatomi R, Tsuji I: Green tea consumption is associated with depressive symptoms in the elderly. *Am J Clin Nutr.* 2009; 90: 1615-22.

(2) 古賀賀恵，服部功太郎，堀弘明，功刀浩：緑茶・コーヒーを飲む習慣と大うつ病リスクとの関連．*New Diet Therapy.* 29: 31-38, 2013

(3) 酒戸弥二郎：茶の成分に関する研究（第３報）－新 Amide“Theanine”に就いて．日本農芸化学会誌 23: 262-267, 1950

(4) Juneja LR, ChuDC, Okubo T,Nagato Y, Yokogoshi H: L-Theanine - a unique amino acid of green tea and its relaxation effect in humans. *Trends Food Sci Technol.* 1999; 10: 199-204.

(5) Nobre AC, Rao A, Owen GN: L-theanine, a natural constituent in tea, and its effect on mental state. *Asia Pac J Clin Nutr.* 2008; 17: 167-168.

(6) Lu K, Gray MA, Oliver C, Liley DT, Harrison BJ, Bartholomeusz CF, Phan KL, Nathan PJ: The acute effects of L-theanine in comparison with alprazolam on anticipatory anxiety in humans. *Hum Psychopharmacol Clin.* 2004; 19: 457-465.

(7) Kimura K, Ozeki M, Juneja LR, Ohira H: L-Theanine reduces psychological and physiological stress responses. *Biol Psychol.* 2007; 74: 39-45.

(8) Kakuda T, Yanase H, Utsunomiya K, Nozawa A, Unno T, Kataoka K: Protective effect of gamma-glutamylethylamide (theanine) on ischemic delayed neuronal death in gerbils. *Neurosci Lett.* 2000; 289: 189-92.

(9) Kim TI, Lee YK, Park SG, Choi IS, Ban JO, Park HK, Nam SY, Yun YW, Han SB, Oh KW, Hong JT: l-Theanine, an amino acid in green tea, attenuates beta-amyloid-induced cognitive dysfunction and neurotoxicity: reduction in oxidative damage and inactivation of ERK/p38 kinase and NF-kappaB pathways. *Free Radic Biol Med.* 2009; 47: 1601-10.

(10) Zheng G, Sayama K, Okubo T, Juneja LR, Oguni I: Anti-obesity effects of three major components of green tea, catechins, caffeine and theanine, in mice. *In Vivo.* 2004; 18: 55-62.

(6) Szewczyk B, Poleszak E, Sowa-Kućma M, Siwek M, Dudek D, Ryszewska-Pokraśniewicz B, Radziwoń-Zaleska M, Opoka W, Czekaj J, Pilc A, Nowak G: Antidepressant activity of zinc and magnesium in view of the current hypotheses of antidepressant action. *Pharmacol Rep.* 2008; 60: 588-599.

n-3 系多価不飽和脂肪酸とうつ病の微妙な関係

(1) Tanskanen A, Hibbeln JR, Tuomilehto J, Uutela A, Haukkala A, Viinam?ki H, Lehtonen J, Vartiainen E: Fish consumption and depressive symptoms in the general population in Finland. *Psychiatr Serv.* 2001; 52: 529-531.

(2) Lin PY, Huang SY, Su KP: A meta-analytic review of polyunsaturated fatty acid compositions in patients with depression. *Biol Psychiatry.* 2010; 68: 140-147.

(3) Sublette ME, Ellis SP, Geant AL, Mann JJ: Meta-analysis of the effects of eicosapentaenoic acid (EPA) in clinical trials in depression. *J Clin Psychiatry.* 2011; 72: 1577-1584.

(4) Bloch MH, Hannestad J: Omega-3 fatty acids for the treatment of depression: systematic review and meta-analysis. *Mol Psychiatry.* 2012; 17: 1272-1282.

(5) Appleton KM, Rogers PJ, Ness AR: Updated systematic review and meta-analysis of the effects of n-3 long-chain polyunsaturated fatty acids on depressed mood. *Am J Clin Nutr.* 2010; 91: 757-770.

(6) 功刀浩，古賀賀恵，堀弘明，服部功太郎：うつ病の栄養学的検討──第２報──．第 34 回日本臨床栄養学会総会・第 33 回日本臨床栄養協会総会，第 10 回大連合大会（東京）抄録集，p.150, 2012.

(7) Key TJ, Appleby PN, Rosell MS: Health effects of vegetarian and vegan diets. *Proc Nutr Soc.* 2006; 65: 35-41.

(8) Michalak J, Zhang XC, Jacobi F: Vegetarian diet and mental disorders: results from a representative community survey. *Int J Behav Nutr Phys Act.* 2012; 9: 67.

(9) Beezhold BL, Johnston CS, Daigle DR: Vegetarian diets are associated with healthy mood states: a cross-sectional study in seventh day adventist adults. *Nutr J.* 2010; 9: 26.

トリプトファンは精神安定にも不可欠なアミノ酸

(1) Fernstrom JD, Wurtman RJ: Brain serotonin content: increase following ingestion of carbohydrate diet. *Science.* 1971; 174: 1023-5.

(2) Ruhé HG, Mason NS, Schene AH: Mood is indirectly related to serotonin, norepinephrine and dopamine levels in humans: a meta-analysis of monoamine depletion studies. *Mol Psychiatry.* 2007; 12: 331-59.

(3) Shaw K, Turner J, Del Mar C: Tryptophan and 5-hydroxytryptophan for depression. *Cochrane Database Syst Rev.* 2002; (1): CD003198.

腸内細菌の改善はうつ病にも効果がある !?

(1) Sudo N, Chida Y, Aiba Y, et al: Postnatal microbial colonization programs the hypothalamic-pituitary-adrenal system for stress response in mice. *J Physiol.* 2004; 558(Pt 1): 263-75.

(2) Kunugi H, Sugawara N, Aoki H, et al: Early parental loss and depressive disorder in Japan. *Eur Arch Psychiatry Clin Neurosci.* 1995; 245: 109-13.

(3) Desbonnet L, Garrett L, Clarke G, et al: The probiotic Bifidobacteria infantis: An assessment of potential antidepressant properties in the rat. *J Psychiatr Res.* 2008; 43: 164-74.

(4) Messaoudi M, Lalonde R, Violle N, et al: Assessment of psychotropic-like properties of a probiotic formulation (Lactobacillus helveticus R0052 and Bifidobacterium longum R0175) in rats and human subjects. *Br J Nutr.* 2011; 105: 755-64.

(2) Lansdowne AT, Provost SC: Vitamin D3 enhances mood in healthy subjects during winter. *Psychopharmacology (Berl).* 1998; 135: 319-23.

(3) Gloth FM 3rd, Alam W, Hollis B: Vitamin D vs broad spectrum phototherapy in the treatment of seasonal affective disorder. *J Nutr Health Aging.* 1999; 3: 5-7.

鉄は心の健康のカナメ？

(1) Corwin EJ, Murray-Kolb LE, Beard JL: Low hemoglobin level is a risk factor for postpartum depression. *J Nutr.* 2003; 133: 4139-42.

(2) Albacar G, Sans T, Martín-Santos R, García-Esteve L, Guillamat R, Sanjuan J, Cañellas F, Gratacòs M, Cavalle P, Arija V, Gaviria A, Gutiérrez-Zotes A, Vilella E: An association between plasma ferritin concentrations measured 48 h after delivery and postpartum depression. *J Affect Disord.* 2011; 131: 136-42.

(3) Yi S, Nanri A, Poudel-Tandukar K, Nonaka D, Matsushita Y, Hori A, Mizoue T: Association between serum ferritin concentrations and depressive symptoms in Japanese municipal employees. *Psychiatry Res.* 2011; 189: 368-72.

リチウムや亜鉛は気分を改善させる！

(1) Ohgami H, Terao T, Shiotsuki I, Ishii N, Iwata N: Lithium levels in drinking water and risk of suicide. *Br J Psychiatry.* 2009; 194: 464-5

(2) McLoughlin IJ, Hodge JS. Zinc in depressive disorder: *Acta Psychiatr Scand.* 1990; 82: 451-3.

(3) Maes M, D' Haese PC, Scharpé S, D'Hondt P, Cosyns P, De Broe ME: Hypozincemia in depression. *J Affect Disord.* 1994 Jun; 31(2): 135-40.

(4) Kroczka B, Branski P, Palucha A, Pilc A, Nowak G: Antidepressant-like properties of zinc in rodent forced swim test. *Brain Res Bull.* 2001; 55: 297-300.

(5) Nowak G, Szewczyk B, Wieronska JM, Branski P, Palucha A, Pilc A, Sadlik K, Piekoszewski W: Antidepressant-like effects of acute and chronic treatment with zinc in forced swim test and olfactory bulbectomy model in rats. *Brain Res Bull.* 2003; 61: 159-64.

(6) Siwek M, Dudek D, Paul IA, Sowa-Kućma M, Zieba A, Popik P, Pilc A, Nowak G: Zinc supplementation augments efficacy of imipramine in treatment resistant patients: a double blind, placebo-controlled study. *J Affect Disord.* 2009; 118: 187-95.

マグネシウムが不足ぎみ？気分安定のためにもご注意を

(1) Jacka FN, Overland S, Stewart R, Tell GS, Bjelland I, Mykletun A: Association between magnesium intake and depression and anxiety in community-dwelling adults: the Hordaland Health Study. *Aust N Z J Psychiatry.* 2009; 43: 45-52.

(2) Barragán-Rodríguez L, Rodríguez-Morán M, Guerrero-Romero F: Efficacy and safety of oral magnesium supplementation in the treatment of depression in the elderly with type 2 diabetes: a randomized, equivalent trial. *Magnes Res.* 2008; 21: 218-223.

(3) Giannini AJ, Nakoneczie AM, Melemis SM, Ventresco J, Condon M: Magnesium oxide augmentation of verapamil maintenance therapy in mania. *Psychiatry Research.* 2000; 93: 83-87.

(4) Chouinard G, Beauclair L, Geiser R, Etienne P: A pilot study of magnesium aspartate hydrochloride (Magnesiocard) as a mood stabilizer for rapid cycling bipolar affective disorder patients. *Progress in Neuropsychopharmacology and Biological Psychiatry.* 1990; 14: 171-180.

(5) Heiden A, Frey R, Presslich O, Blasbichler T, Smetana R, Kasper S: Treatment of severe mania with intravenous magnesium sulphate as a supplementary therapy. *Psychiatry Research.* 1999; 89: 239–246.

(4) Blumenthal JA, Babyak MA, Doraiswamy PM, Watkins L, Hoffman BM, Barbour KA, Herman S, Craighead WE, Brosse AL, Waugh R, Hinderliter A, Sherwood A: Exercise and pharmacotherapy in the treatment of major depressive disorder. *Psychosom Med.* 2007; 69: 587-96.

(5) Babyak M, Blumenthal JA, Herman S, Khatri P, Doraiswamy M, Moore K, Craighead WE, Baldewicz TT, Krishnan KR. Exercise treatment for major depression: maintenance of therapeutic benefit at 10 months. *Psychosom Med.* 2000; 62: 633-8.

運動効果の脳内メカニズム

(1) Boecker H, Sprenger T, Spilker ME, Henriksen G, Koppenhoefer M, Wagner KJ, Valet M, Berthele A, Tolle TR. The runner's high: opioidergic mechanisms in the human brain. *Cereb Cortex.* 2008; 18: 2523-31.

(2) Sparling PB, Giuffrida A, Piomelli D, Rosskopf L, Dietrich A: Exercise activates the endocannabinoid system. *Neuroreport.* 2003; 14: 2209-11.

(3) van Praag H, Kempermann G, Gage FH: Running increases cell proliferation and neurogenesis in the adult mouse dentate gyrus. *Nat Neurosci.* 1999; 2: 266-70.

(4) van Praag H, Christie BR, Sejnowski TJ, Gage FH: Running enhances neurogenesis, learning, and long-term potentiation in mice. *Proc Natl Acad Sci U S A.* 1999; 96: 13427-31.

(5) Erickson KI, Voss MW, Prakash RS, Basak C, Szabo A, Chaddock L, Kim JS, Heo S, Alves H, White SM, Wojcicki TR, Mailey E, Vieira VJ, Martin SA, Pence BD, Woods JA, McAuley E, Kramer AF: Exercise training increases size of hippocampus and improves memory. *Proc Natl Acad Sci U S A.* 2011; 108: 3017-22.

ストレスは血液をドロドロにする？—フィブリノーゲンの役割—

(1) Goldman-Mellor S, Brydon L, Steptoe A: Psychological distress and circulating inflammatory markers in healthy young adults. *Psychol Med.* 2010; 40: 2079-87.

(2) Wium-Andersen MK, Ørsted DD, Nordestgaard BG: Elevated plasma fibrinogen, psychological distress, antidepressant use, and hospitalization with depression: two large population-based studies. *Psychoneuroendocrinology.* 2013; 38: 638-47.

(3) Kakafika AI, Liberopoulos EN, Mikhailidis DP: Fibrinogen: a predictor of vascular disease. *Curr Pharm Des.* 2007; 13: 1647-59.

2章

葉酸は、心の健康を保つためにも欠かせない

(1) Nanri A, Mizoue T, Matsushita Y, Sasaki S, Ohta M, Sato M, Mishima N: Serum folate and homocysteine and depressive symptoms among Japanese men and women. *Eur J Clin Nutr.* 2010; 64: 289-96.

(2) 功刀浩，古賀賀恵，小川眞太郎：うつ病患者における栄養学的異常．日本生物学的精神医学会誌．2015; 26: 54-8.

(3) Murakami K, Mizoue T, Sasaki S, Ohta M, Sato M, Matsushita Y, Mishima N: Dietary intake of folate, other B vitamins, and omega-3 polyunsaturated fatty acids in relation to depressive symptoms in Japanese adults. *Nutrition.* 2008; 24: 140-7.

(4) Coppen A, Bailey J: Enhancement of the antidepressant action of fluoxetine by folic acid: a randomised, placebo controlled trial. *J Affect Disord.* 2000; 60: 121-30.

ビタミンDは骨だけでなく脳のためにもたいせつ

(1) Anglin RE, Samaan Z, Walter SD, McDonald SD: Vitamin D deficiency and depression in adults: systematic review and meta-analysis. *Br J Psychiatry.* 2013; 202: 100-7.

参考文献

1章

おなかの脂肪を減らすダイエットはうつ病にも効果的

(1) Luppino FS, de Wit LM, Bouvy PF et al (2010) Overweight, obesity, and depression: a systematic review and meta-analysis of longitudinal studies. *Arch Gen Psychiatry.* 67; 220-229.

(2) Pan A, Keum N, Okereke OI et al (2012) Bidirectional association between depression and metabolic syndrome: a systematic review and meta-analysis of epidemiological studies. *Diabetes Care.* 35; 1171-1180.

(3) Tan ZS, Beiser AS, Fox CS et al (2011) Association of metabolic dysregulation with volumetric brain magnetic resonance imaging and cognitive markers of subclinical brain aging in middle-aged adults: the Framingham Offspring Study. *Diabetes Care.* 34; 1766-1770.

糖尿病とうつ病による負のスパイラル

(1) 服部敏良：平安時代の心身症──藤原道長を中心として──. 日本医史学雑誌. 1977; 23: 321-30.

(2) Anderson RJ, Freedland KE, Clouse RE, Lustman PJ: The prevalence of co-morbid depression in adults with diabetes: a meta-analysis. *Diabetes Care.* 2001; 24: 1069-78.

(3) Campayo A, de Jonge P, Roy JF, Saz P, de la Camara C, Quintanilla MA, Marcos G, Santabarbara J, Lobo A: Depressive disorder and incident diabetes mellitus: the effect of characteristics of depression. *Am J Psychiatry.* 2010; 167: 580-8.

(4) 吉田寿美子，平井正史，鈴木進，粟田主一，岡芳知：糖尿病患者の神経障害は健康関連QOLとは独立に抑うつに関連する．精神神経学雑誌．2010; 112: 637-43.

(5) Rustad JK, Musselman DL, Nemeroff CB: The relationship of depression and diabetes: pathophysiological and treatment implications. *Psychoneuroendocrinology.* 2011; 36: 1276-86.

なかなか手ごわい〝ストレス肥り〟

(1) McCann BS, Warnick GR, Knopp RH: Changes in plasma lipids and dietary intake accompanying shifts in perceived workload and stress. *Psychosom Med.* 1990; 52: 97-108.

(2) Ng DM, Jeffery RW: Relationships between perceived stress and health behaviors in a sample of working adults. *Health Psychol.* 2003; 22: 638-42.

(3) Wardle J, Steptoe A, Oliver G, Lipsey Z: Stress, dietary restraint and food intake. *J Psychosom Res.* 2000; 48: 195-202.

(4) Epel E, Lapidus R, McEwen B, Brownell K: Stress may add bite to appetite in women: a laboratory study of stress-induced cortisol and eating behavior. *Psychoneuroendocrinology.* 2001; 26: 37-49.

うつをやわらげる運動療法

(1) Paffenbarger RS Jr, Lee IM, Leung R: Physical activity and personal characteristics associated with depression and suicide in American college men. *Acta Psychiatr Scand Suppl.* 1994; 377: 16-22.

(2) Strawbridge WJ, Deleger S, Roberts RE, Kaplan GA: Physical activity reduces the risk of subsequent depression for older adults. *Am J Epidemiol.* 2002; 156: 328-34.

(3) Craft L, Landers D: The effects of exercise on clinical depression and depression resulting from mental illness: a meta-analysis. *J Sport Exerc Psychol.* 1998; 20: 339-357.

●著者略歴
功刀　浩（くぬぎひろし）
精神科学者、医学博士、精神保健指定医、日本精神神経学会精神科専門医、日本臨床栄養学会指導医、日本睡眠学会認定医。
帝京大学医学部精神神経科学講座教授。国立精神・神経医療研究センター神経研究所客員研究員・名誉所員。
1986年、東京大学医学部卒業。ロンドン大学精神医学研究所留学、帝京大学医学部講師、国立精神・神経医療研究センター神経研究所疾病研究第三部部長を経て、2020年より現職。これまで日本ではあまり注目されてこなかった精神疾患の栄養学的側面・食事療法に注目し、臨床研究にとり組んでいる。著書に『はじめの一歩／うつ病の毎日ごはん』（共著、女子栄養大学出版部）、『研修医・コメディカルのための精神疾患の薬物療法講義』（共著、金剛出版）、『精神疾患の脳科学講義』（金剛出版）、『図解やさしくわかる統合失調症』（ナツメ社）、『心の病を治す 食事・運動・睡眠の整え方』（翔泳社）ほか多数。

カバー・本文画／細川貂々

カバー・表紙デザイン／ Concent,Inc.（鈴木住枝）
DTP・編集協力／鈴木 充

こころに効く精神栄養学
心の健康と食生活との深い関係

2016年3月31日　初版第1刷発行
2020年10月31日　初版第3刷発行

著　者　功刀　浩
発行者　香川明夫
発行所　女子栄養大学出版部
〒170−8481　東京都豊島区駒込3−24−3
電話　03−3918−5411（営業）
03−3918−5301（編集）
振替　00160−3−84647
印刷・製本　凸版印刷株式会社

ISBN978-4-7895-5445-9